大是文化

血管回春術，年輕20歲

你最該在乎的是血管年齡，而非實際年齡，日本名醫不刻意運動的血管鍛鍊祕訣。

醫學博士、風靡全日本的殭屍操發明者
池谷敏郎——著
黃雅慧——譯

最速で内臓脂肪を落とし、血管年齢が 20 歳若返る生き方

目錄

第2章 血管高齡化的可怕風險 49

第3章……讓血管回春的池谷式法則 111

想到就動一動，內臟脂肪說掰掰 135

夜晚，洗洗睡大法 153

開心過生活的能力 173

外表是否年輕，其實與血管息息相關。
當血管僵硬、老化，人看起來就老。

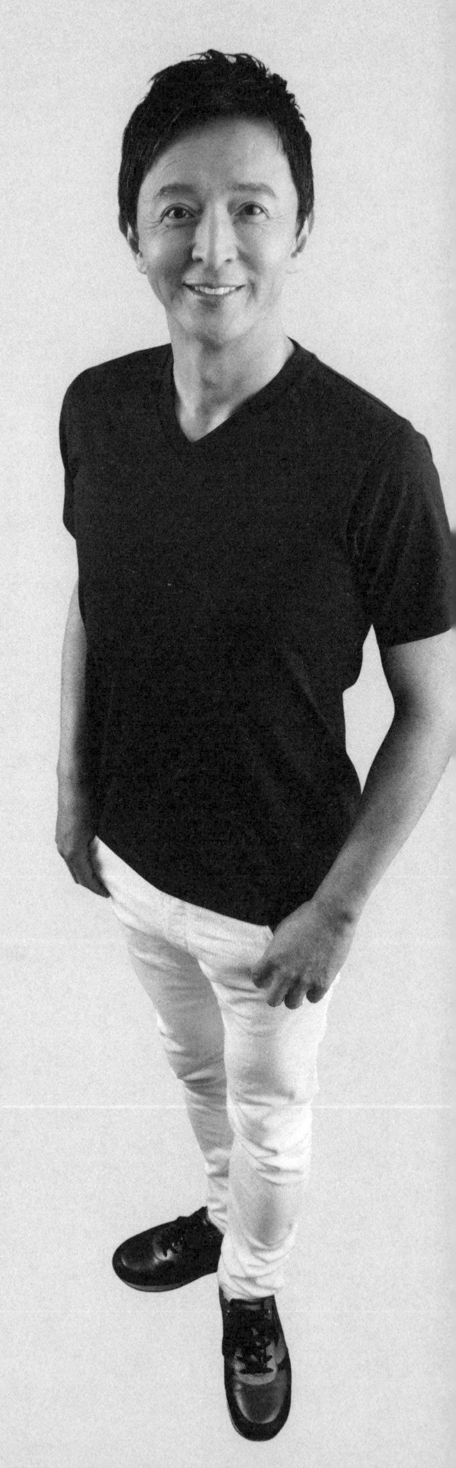

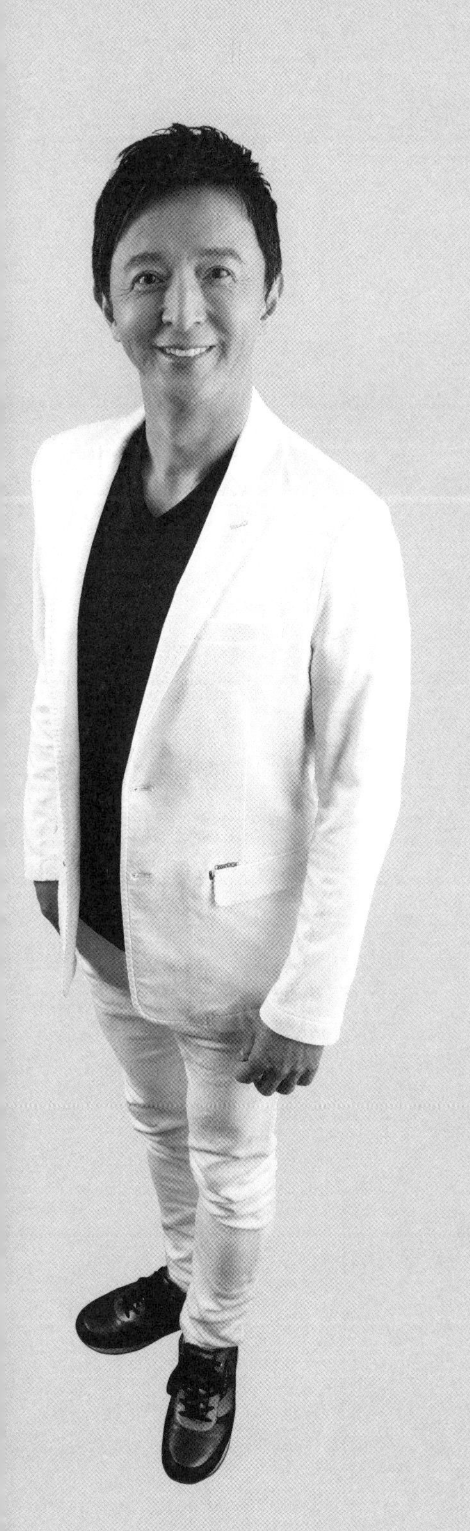

維持血管的彈性與活力，
才能永保青春、強化內臟功能，
邁向無病無痛的人生。

推薦序一

了解身體保健的面向，全方位抗老

營養師、粉專「營養師愛碎念」版主／孫語霙

有些人說：「我胖胖的也沒關係，健康就好！」、「我不在乎外表，減不減肥，對我來說根本不重要！」

很多人覺得自己不在乎外觀，也沒有立即性的健康問題，因此不必減脂或改變現有的飲食方式，但事實是，**過多的脂肪堆積在血管內，身體是不可能健康的**。

醫學教科書經常提到：「肥胖為萬病之源。」這句話並非空穴來風！

人之所以胖，是因堆積過多的脂肪，當這些脂肪在血液裡游離、堆積在血管壁、臟器上，便導致血管失去原有的彈性、器官逐漸喪失原本的功能，直接或間接

造成多種併發症，加速失能及死亡的風險。

臺灣常見的糖尿病、高血壓、高血脂、心臟疾病、腦血管疾病、腎臟病、慢性肝病及肝硬化及惡性腫瘤（癌症），都和肥胖有高度相關。

因此，我常常建議患者：「減脂不光是為了外觀，更多是為身體健康著想！」《血管回春術，年輕二十歲》的作者池谷敏郎，是日本代謝症候群與心血管名醫，也是殭屍操發明者，除了有豐富的臨床經驗之外，也親自展示改變生活習慣、執行輕醣飲食後，身體內外的變化以及健康益處，內容淺顯易懂，讓人不知不覺想要效法。

很多人往往把減脂想的很難，但作者建議的方法都非常簡單且無痛。像是：「在家料理，選小一號餐具」，利用視覺詐騙，來提升自己心理的滿足感，進而降低食量；或「夜晚，洗洗睡大法」，用早睡的生活型態，來減少夜晚吃宵夜或隔天睡不夠，就想亂吃亂喝的情形。

另外，醫師也在書中分享許多新醫學研究及健康議題，像是鍛鍊肌肉可以對抗老化；情緒對健康有諸多影響；吃下過多甜食、含糖飲料，臉上的膠原蛋白也會跟著燒焦……讓我們了解身體保健的各面向，全方位的對抗老化、減少脂肪。

我很推薦有肥胖困擾、三高問題，或是具有家族遺傳史的朋友，不妨仔細研讀此書，或許可以找出許多生活及飲食中的盲點，依循一套完整消滅脂肪的方法，相信一定可以改善目前的健康問題！

脂肪不會無中生有，當然也不會憑空消失，了解健康失序背後成因，接著建立一套新的飲食習慣及生活模式，慢慢代謝掉體脂肪，和肥胖說再見，祝福大家都能找回健康年輕的自己！

推薦序二

用小改變，換來健康年輕的身體

陽明交通大心臟血管疾病研究中心主任、
臺北榮民總醫院心臟內科主治醫師／黃柏勳

《血管回春術，年輕二十歲》是一本以現代醫學和健康管理為基礎的書籍，旨在幫助讀者透過簡單有效的方法，維護和恢復血管的健康，進而延緩衰老，讓身體保持年輕的狀態。

作者深入淺出的解釋血管對於健康的重要性，及說明隨著年齡增長，心血管如何逐漸失去彈性、變窄，從而導致各種與年齡相關的疾病。

心血管疾病首重預防，書中詳細介紹如何透過日常生活中的一些簡單改變，來促進血管健康，包括：飲食習慣、規律運動、壓力管理和良好睡眠等。作者強調，這些改變不僅能改善血管狀態，還可以讓整個身體恢復年輕，從而達到延年益壽的效果。

食物方面，作者推薦富含抗氧化劑、纖維和不飽和脂肪酸的食物，如水果、蔬菜、堅果、魚類等，以減少炎症發生，防止動脈硬化，從而保持血管的彈性和通暢。同時，減少攝入高糖、高鹽和高脂肪的食物，便可有效預防血管堵塞和損傷。

接著提到規律運動。適量的有氧運動，如步行、慢跑或作者研發的殭屍操等，能促進血液循環，增強心血管系統的功能，幫助血管保持健康和年輕。運動還有助於控制體重，降低血壓，減少心血管疾病的風險。

壓力管理也是本書強調的重點之一。在現代，生活中壓力無處不在，**長期的精神壓力會對血管健康產生負面影響**。作者介紹的方法能幫助人們釋放壓力，保持心情愉快。

另外，良好睡眠也是維持血管健康的重要因素。只有充足的睡眠，才能讓身體好好休息、修復體內損傷，以減少心血管疾病的發生。

總結來說，《血管回春術，年輕二十歲》提供全面且易於實行的健康指導方針，幫助讀者藉由改善血管，從而達到延緩衰老、保持年輕的目標。

無論是希望預防疾病，還是想要提升生活品質的人，都能從這本書中獲益，同時獲得實現健康長壽的關鍵，非常值得大家閱讀。

前言

不管你現在幾歲，血管都能回春

身為血管科醫生，多年來，我一直呼籲顧好血管的重要性，希望透過簡單易懂的解說，讓眾人理解「動脈硬化可能引發哪些疾病」與「動脈硬化指數（按：Arterial Stiffness Index，總膽固醇除以高密度膽固醇所得出的數值）對於外表的影響」，於是寫下本書。

在正常情況下，血管應富有彈性，且內壁（內膜）平滑，血液才能在管腔內順暢的流動。問題是隨著年齡增長，血管也會老化——不但因硬化而失去原有的彈性，內壁還產生斑塊（按：Plaque，因油脂累積、內膜增厚而形成），導致血液難以流動，再加上文明病、抽菸或熬夜等不良生活習慣與壓力，讓身體堆積內臟脂肪，血管的情況因此雪上加霜（按：若內臟脂肪過多，會讓多餘的油脂滲入動脈，使血管變厚、失去彈性，加速動脈硬化）。

由於健康意識抬頭，越來越多人聽過**「血管年齡」——血管硬化程度相當於幾歲**。順帶一提，這能反映出動脈硬化的情況。其檢測方式通常是在指尖或手腳繫上感測器，分析脈動形狀或脈波在血管壁傳達的速度。如果波速正常，就表示血管年齡與實際年齡相差無幾。但若硬化程度超過生理可以承受的範疇時，即便二、三十歲的年輕人，血管年齡也可能如同五、六十歲的中老年人。

血管變硬，意味著體內三十七兆細胞因血液循環不良，所以無法充分獲得營養。當皮膚得不到新鮮的血液，外表看起來就會比實際年齡大許多。反之，只要血管維持應有的彈性與活力，不僅外貌變得年輕，內臟也因正常運作而不容易生病。

此外，血管的軟硬度受自律神經，包括交感神經（按：負責調節身體在壓力或危險情況下的反應，如加速心跳和擴張瞳孔）與副交感神經（按：幫助人放鬆，調整身體器官的運作，如減慢心跳和促進消化）影響。

舉例來說，人在緊張、睡眠不足或壓力太大時，交感神經會立即收縮血管，使得血管壁僵硬、血壓上升，血管年齡因此呈現老化狀態，而末梢血管也因收縮，導致血流減少。

過去的醫學認為，血管一旦產生變化就不可能回復原狀。不過，最新的研究顯示**不論年齡大小，只要採取正確對策，不管什麼時候，血管都能恢復青春**。

在第三章，我以自身減重經驗為例，教大家如何延緩動脈硬化的速度、甩掉內臟脂肪，讓血管找回原有的彈性。我將這些經驗總結為池谷式血管回春術。這是我花費超過二十年，經過不斷實踐與改良的二十二項私人祕笈。

這套方法無須勉強、忍耐，也不用花錢，只要照做，就會有成果，而且持續越久，成效越大。最顯著的變化就是每天都很有精神，周圍的人也會對你的改變感到驚訝。我敢說，投資報酬率如此高的健身方法僅此一家，絕無對手！

想立即嘗試的讀者，可直接從第三章開始讀。

最後，請容我再多說一句。

所謂的百年人生，幾乎是現代人的共識。為了在迎向人生終點時，能健康離世（按：指活著時，身體健康、不受病痛折磨，即便突然發生意外，也能安然離開人世），不論活到幾歲都該擁有一顆年輕的心，與積極正向的生活方式。相信許多人與我一樣，因受到新冠肺炎的衝擊，而重新意識到健康的重要性。

所謂的健康壽命，是指平均壽命減去臥病在床或失智症等狀態後的生命期間。換句話說，就是一生中無病無痛、健康的日子。

根據世界衛生組織（The World Health Organization，簡稱 WHO）在二〇二三年發表的《世界衛生統計》（*World Health Statistics*，WHO 編製的年度報告），日本人的健康壽命，男性平均為七十二．六歲，女性為七十五．五歲（按：據二〇二二年調查，臺灣人的健康壽命，男性為六十九．九二歲，女性為七十五．〇七歲）。不論男女都高居世界第一。我身為日本人，對這個排名感到榮幸。然而，就平均年齡來說，讓人意外的想：「日本人的壽命有這麼短？」

因為在日本厚生勞動省（相當於臺灣的衛生福利部）發布的「二〇二一年度

簡易生命表」中，日本人的平均壽命，男性為八十七・一七歲，女性為八十七・五七歲（按：據二〇二三年內政部與衛福部統計資料，在臺灣，男性平均壽命為七十六・六三歲，女性為八十三・二八歲），與WHO的資料頗有差距。

會有這種認知上的落差，是因平均壽命與健康壽命不同，前者指「從出生算起的平均剩餘壽命」，也就是我們的習慣說法。因此，不少人看到日本政府發表的資料，或許會想「平均壽命有八十幾歲，還有好幾十年可活」。

然而，平均壽命並不代表能無病無痛的享受人生。

事實上，平均壽命與健康壽命的差距不小。以日本男性而言，平均壽命多出八・八七年，日本女性則是十二・〇七年。這表示在多出來的約九年、十二年期間，人無法隨心所欲的生活。

因此，如何縮短這段無法隨心所欲的差距，才是我們未來努力的目標。

而**延長健康壽命，縮短與平均壽命差距的關鍵，就在於恢復血管的狀態**。

第1章

比身體年齡更重要的血管年齡

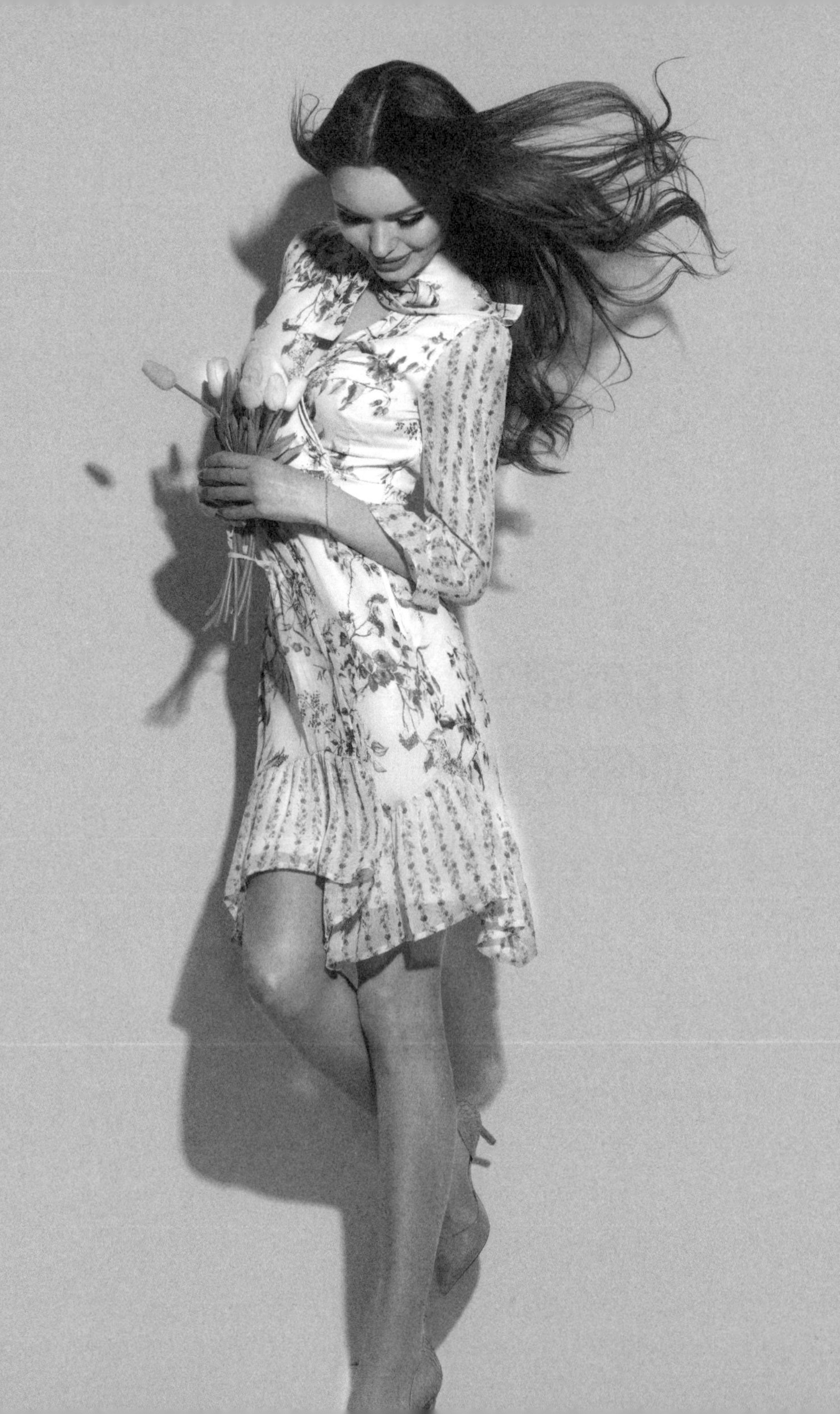

為了不讓歲月在外表上留下任何痕跡，且能享受無病無痛的人生，我將在本書中，全面分享如何剷除內臟脂肪，讓血管找回彈性與活力。

血管通不通，看外表就知道

許多日本人在特定健診（按：日本政府於二〇〇八年四月提供之健保制度。對象鎖定四十歲至七十四歲加入全民健保者，且檢查項目以代謝症候群常出現的三高症狀為主）被診斷為代謝症候群（Metabolic Syndrome，診斷標準詳見九十七頁圖）後，或者是對日漸凸起的小腹隱隱感到不安，看著鏡中的自己，不可置信的尖叫：「這是誰！」

這些人開始意識到自己不再年輕。

當然，他們也可能是經歷新冠肺炎後，才驚覺自己與家人過去活蹦亂跳的生活不過是假象，而相當慌亂。

話說，相信有些讀者看了我的經歷後，不解為何專門研究循環器官（特別是血管科）的醫師，會跨領域說起內臟脂肪、外表與回春（也就是恢復年輕時的狀態）的話題。

老實說，我不厭其煩的宣導外表與回春的重要性，理由之一是**外貌能反映出血管的狀況**。血管分布在人體各個角落（見圖 1-1），若用櫻花樹來比喻，身體中心部位是樹幹，有一條粗壯的大動脈縱貫其中，中、小動脈有如向外拓展的樹枝，而微血管就像枝枒末端的花花葉葉。

血液循環全仰賴血管的收縮與擴張：大動脈透過擴張血管，接收心臟傳來的血液；血管收縮時，將血液傳輸到末梢的中、小血管。

藉由此調控機制，我們從

圖 1-1　血管分布在身體各角落。

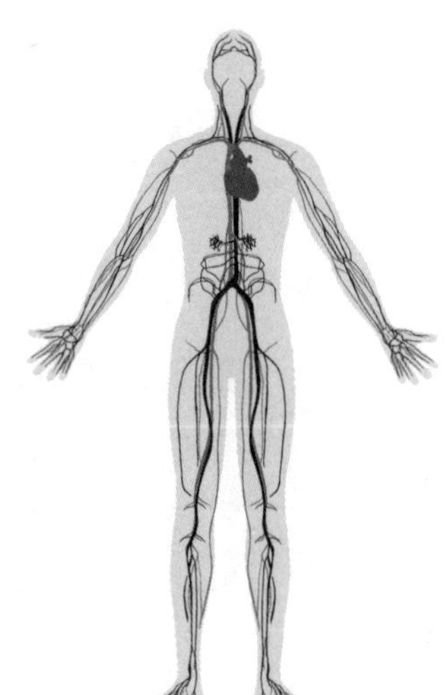

飲食攝取的營養與呼吸得到的氧氣，能隨著血液順暢的傳遞到身體各處。人們因此擁有健康，每天精神飽滿。

不過就像每棵櫻花樹存在差別，有些百年老樹在歷經風霜後，仍枝葉繁茂，有些樹樹齡不高，卻枝葉稀疏、凋零。而人也有個體差異，有的人血管有彈性，有的人則血管僵硬、老化。

關於這個部分，我會在第二章詳細說明。簡單來說，就是血管隨著年齡老化所引發的現象。當我們年紀越大，動脈越容易硬化而失去原有彈性。於是管腔逐漸狹窄，最後影響末梢的血液供給。

除此之外，因中、小動脈的末梢布滿自律神經，所以受其控制。

自律神經又分為副交感神經、交感神經。前者的作用是讓血管擴張，而後者則是讓血管收縮。人體透過這個機制調控血壓與末梢血液的流動。

換句話說，一旦交感神經優先運作時（如面臨壓力），血管便立即收縮，造成血液的傳輸無法暢通。

良好的生活習慣不僅可延緩血管老化，調節自律神經，還有助於恢復末梢血管應有的彈性，血流更順暢，血管比實際年齡年輕也就不是難事。

這就好比一棵櫻花樹，只要生長的環境良好，即便歷經百年，每到春季依舊盛開（見下頁圖 1-2）。反之，一顆樹齡不大的櫻花樹因生長環境過於惡劣，讓花朵稀疏。同理，不良的生活習慣會帶給人體負擔，一旦超過生理的負荷，就會讓血管越來越老。

如京都市山科區（市郊）就有一棵百年櫻花樹。每到春天，櫻花盛開，總是讓人留連忘返。而市中心馬路旁的櫻花樹，因每天飽受廢氣的摧殘，即便比山科區的百年老樹年輕，也無法成就一方風景。就好比二、三十歲的年輕人，因為不規律的生活而未老先衰一樣。

由此可見，讓血管維持在年輕狀態，使乾淨血液傳輸到身體各處，才是永保青春與健康的關鍵。

或許有些讀者看到這裡，心想：「那我沒救了……。」事實上，如前言所說，

圖 1-2　不管年齡多大，只要維持良好習慣，血管功能就正常。

正常的血管

健康年輕的櫻花樹

主幹（大動脈）與樹枝（末梢的中、小動脈）富有彈性。樹幹表皮滑順，樹枝則枝繁葉茂，開滿花。

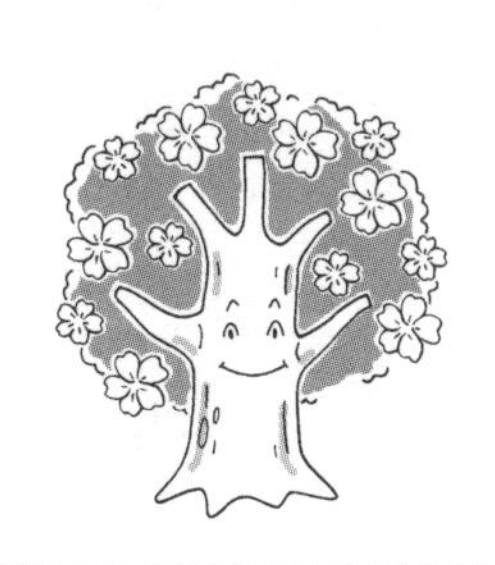

良好的生活習慣（環境）

即便樹齡大，仍然盛開→血管充滿彈性，外表精神滿滿。

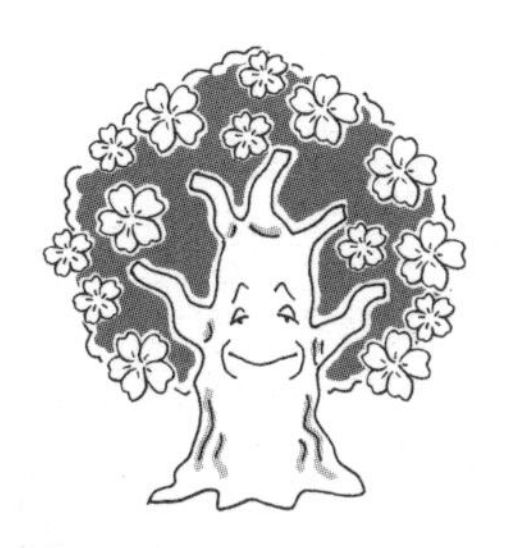

櫻花樹樹幹（人體大動脈），生長在土地肥沃的地方（生活習慣好），即使樹齡大，仍不影響枝葉（中、小動脈）向外伸展。就算超過百歲，依然枝繁葉茂。

不良的生活習慣（環境）

即便樹齡不大，卻枝葉凋零→血管僵硬老化，一臉蒼老。

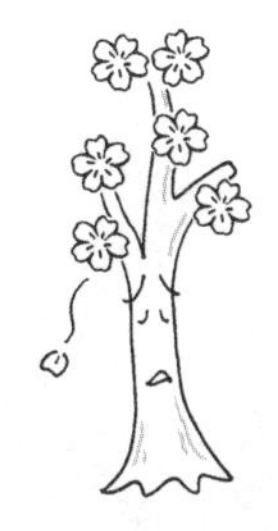

樹齡小的樹幹原本健壯（人體大動脈原富有彈性活力），卻因為環境差（生活習慣不好），導致枝葉無力（中、小動脈僵硬緊縮），養分無法傳輸。因此櫻花稀疏。

雖然過去的醫學界對動脈硬化的見解比較悲觀。不過，近年有不少研究指出，只要**戒除不良的生活習慣，提高副交感神經的運作，不僅能有效抑制血管老化，甚至還能回春。**

成功消除內臟脂肪，從大腹翁華麗轉身

我不斷提醒眾人關注外表的重要性，其中一個理由來自於個人經驗。我因成功剷除內臟脂肪，從大腹翁華麗轉身，自此開啟人生的另一扇窗。

請看下圖1-3，當時的我體重七十九公斤，血管年齡四十五歲，而

圖 1-3　我 36 歲時，體重高達 79 公斤，血管年齡 45 歲。

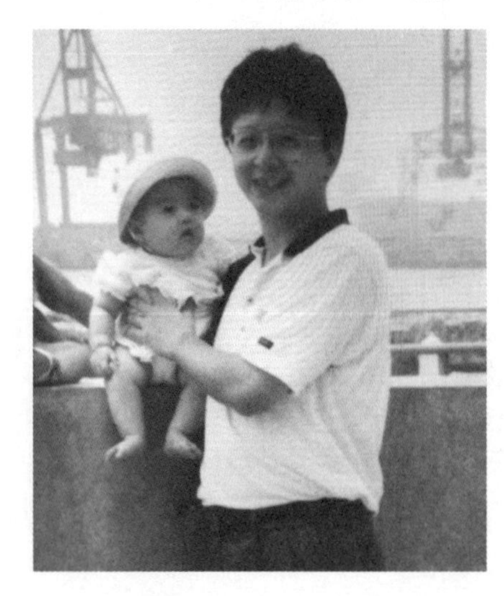

本書封面的我，已邁入六十歲，血管年齡卻不到三十歲，可以說，我有了戲劇般的蛻變。

我三十幾歲時，因工作繁忙導致作息不規律，且產生巨大壓力，讓體重不斷增加，不僅比現在胖十五公斤，而且血管年齡比實際年齡大了將近十歲。加上身體狀況會影響外貌，以至於我在當時總被誤認會是四、五十歲的中年大叔。

直到某天，我痛定思痛的面對事實。試想一個挺著鮪魚肚，看似有三高加二害（按：指腰圍過粗、好的膽固醇不足）的醫師，有什麼立場跟病人說：「注意飲食、多運動」？所以我決定一邊摸索，一邊嘗試，逐漸改善生活習慣，就這樣過了二十年。

經過一番努力，**我現在身高一百七十三公分，體重六十四公斤，體脂肪一〇%，血管年齡二十八歲。最重要的是二十年來始終不變。**

有關我的減重歷程和方法，在拙作《十五天抖掉內臟脂肪》（大是文化出版）有詳細介紹，若有興趣不妨一讀。

從肉到瘦，腹翁變成衣架子

當我們外表煥然一新，旁人時不時一句：「你看起來真年輕！」我想不管是誰都會很開心。即便想吃些好料或癱在家裡，也會因有自律的動力，不至於吃過多，自然形成良性循環。

其實這也是我的經驗談。我以前的樣貌看起來比實際年紀還老，所以總是很自卑。但自從我改變生活習慣後，外表或體能都回到年輕狀態。更重要的是，聽到來自周遭的讚美：「看不出來你已經這個年紀了！」讓我重拾自信。

時尚是我的嗜好之一，可是過去的我挺著鮪魚肚，所以再怎麼紅的潮牌都穿不出味道。可是，當我瘦身成功，習慣抬頭挺胸以後，即使不是名牌服飾，隨便一件便宜貨也能穿出瀟灑帥氣。

除此之外，我不再因自卑而逃避社交，更收到源源不斷的演講及電視節目邀請，讓我再次感受工作的樂趣與價值。有了自信後，我變得不排斥與年輕一輩好友聚餐或打高爾夫。總而言之，我自從瘦身之後，外表、工作與人際關係都有了正向發展。

我秉持維持年輕的執念，每天都會做到前言提到的血管回春術。對我來說，這已經成為一種習慣。如果某天偷懶或怠惰了，反而覺得不自在。

血管老化，會出現三種變化

我創立的診所已經營二十七年，因血管問題來求診的患者來自日本各地。

對於總喊「這裡痛、那裡痛」的病患，我總和他們分享血管回春術，並根據其身體狀況，告訴他們可以實踐哪幾個技巧。奇妙的是，乖乖配合的患者，回診時都明顯年輕許多，且很有活力。

來自這些病患的正向回饋，讓我相信這套回春術確實有用。這種利人利己的成就感，千金不換。

我希望透過本書的提示，能讓更多人體驗血管減齡的奇蹟。

有些人過了四十歲，瞬間變得糙老，讓身邊的人忍不住調侃：「長得真『成熟』。」這些人主要有以下幾種變化：

●一臉老相

有一個男性保養品的電視廣告，因為不老男神加持，成為街頭巷尾的話題。廣告出現這些對話：

「無法相信那個人年紀其實很大。」

「怎麼做到的？」

「是靠飲食保養嗎？」

「因為領帶顏色讓人看起來很年輕嗎？」

「不是，你看他的肌膚看起來好Ｑ彈！」

當我第一次看到這支廣告時，佩服得五體投地。因為人給外界的印象除了表情以外，**再來就是肌膚的潤澤與彈性，這才是讓我們看起來精神奕奕的關鍵。**

特別是疫情爆發後，視訊越來越普遍。相信不少人看到螢幕上的自己，才意識到臉部肌膚乾燥、不光滑。

● 小腹

所謂的中年發福，就是指腹部堆積內臟脂肪。

駝背，頭向前傾，看起來像沒有脖子似的；因腹部有內臟脂肪，所以挺著一個大肚子……擁有這種體型的中年人隨處可見。然而，其實這些人之中有的根本還沒到中年期，卻因為肥胖，讓他們外表年齡比實際年齡還大。

在美國商業界的菁英層中，曾經將肥胖視同疏於自我管理。

即便是在日本，身材纖瘦精實的男性絕對比鮪魚肚的大叔更為吃香。更別說面對初次拜訪的客戶，前者更能給對方留下好印象和評價。

● E.T.姿勢

駝背，看起來就像美國電影《E.T.外星人》（*E.T. the Extra-Terrestrial*）裡的外星人一樣，讓人看上去像是老了好幾歲。所以，我習慣將駝背稱為E.T.姿勢。

事實上，姿勢能展現出一個人的心理及健康狀況。我甚至敢這麼說，只要**伸直背脊、挺直腰桿，馬上年輕二十歲**。圖1-4是E.T.姿勢和挺胸站姿的對比，兩者之差可謂一目瞭然。

肌肉量會隨年齡增長而遞減

有些人站沒站相、坐沒坐相，一大部分原因來自於肌肉量流失或肌力衰弱。

事實上，不論男女肌肉量都在二十歲達到巔峰，接著隨著年齡的增長而遞減。在各種肌肉量與年齡相關的學術報告中，日本筑波大學研究所清楚的指出，**不論男女，一旦過了三十歲，肌肉量便每年遞減一％**。

圖 1-4　伸直背脊，看起來有精神，還很年輕。

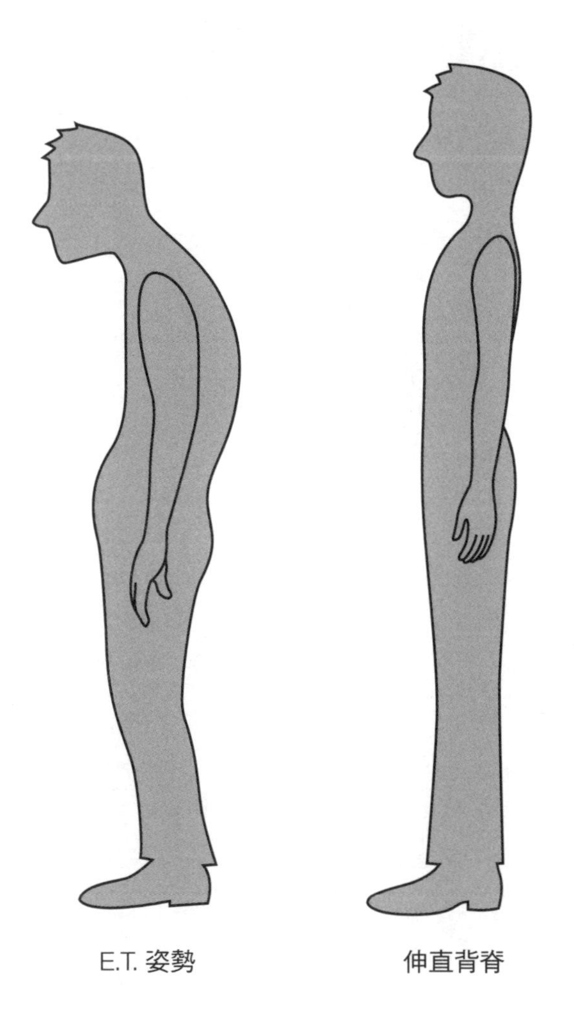

換句話說，如果不找出對策，以三十歲為基準，四十歲時的肌肉量流失一〇%，五十歲流失二〇%，六十歲甚至流失三〇%。特別是下半身的流失量比上半身更為顯著。

一旦肌肉量開始降低，不僅姿勢變差、沒辦法好好的活動身體，導致什麼都不想做，甚至影響步行，無法順利行走。

這裡先做個測試：

□搭乘捷運或巴士時，急著搶座位。
□只要有手扶梯或電梯，絕不爬樓梯。
□短短幾分鐘的路程，也習慣騎（開）車或搭計程車。

若這幾個選項都有勾起來，就表示你很可能都沒用到肌肉，肌肉量流失更快。長期下來，隨便一項都會導致肌肉衰竭，姿勢越來越差。同時，新陳代謝低下，更容易變胖，身體加速老化，形成惡性循環。因此產生前文提到的變化：一臉老相、鮪魚肚與E.T.姿勢。

反過來說，若我們能消除這些狀態，外表會一口氣變年輕，成為美魔女或美魔男的一員。因此，在陷入老化惡性循環以前，儘早採取對策才是當務之急。

我實際年齡增加，外表卻減齡了

我在三十歲後半，才開始注意外表年齡。對於已邁入六十歲的我而言，那是一段如人飲水、冷暖自知的歷程。隨著年紀的增長，我愈加留意外表是否保持年輕，同時鞭策自己每天打起精神。

回想年輕時候的我，總是因為外表不如他人而自怨自艾。不過，年紀大了以後，我漸漸認為，與其糾結於天生的美醜，不如好好維護外在的皮相。

不少人總以年齡為藉口，「哎呀，都這個年紀了……」，而放棄打理外在。我想對這些人說：「就算是中年人，也可以有苗條身材。」、「即便是大叔、大嬸也可以挺直腰桿。」跳脫傳統思維，給自己另一個發揮的空間。

在現代日本，四十歲後的中年男性，每三人就有一人被列為肥胖族群。這些中年大叔中，只要身體稍微精實一點，走路抬頭挺胸，就會被稱讚帥氣，相對於肥胖阿伯，他們是稀少品種，得到的評價自然更高。

以我的經歷來說，五十歲後反而更多人跟我說：「池谷醫師的身材真棒！」、「你居然〇〇歲了，完全看不出來！」最重要的是，我在指導病人怎麼改善生活習慣時，會更有說服力。

情緒，也會讓你老化

除此之外，影響外表的另一個重要原因是心態，也就是年輕的心。說這是最重要的因素也不為過。前面提到，當我們因為外表轉變而受到周圍的讚美，心情變好，做什麼都充滿幹勁。

反過來也一樣，當人抱著積極正向、年輕的心態，會自然的抬起胸膛，生活不再偷懶。於是，飲食、穿搭及與什麼人往來等生活習慣有了大幅改變。結果就是，外貌變得越來越年輕。

然而，人會因年紀漸長，變得消極，產生負能量，例如：

□心情容易低落與憂鬱。
□控制不住情緒，容易暴怒。
□不願去不熟悉的場所或接觸不認識的人。
□怕麻煩，對於新的事物與技術不感興趣。
□全身無力，提不起幹勁。

事實上，不論男女，一過了四十歲都可能因為更年期，或過了初老期以後出現憂鬱症的症狀（作者按：更年期的不適同樣出現在男性身上，非女性專有的困擾）。除了情緒低潮，還可能伴隨著肩頸僵硬、頭痛、心悸、喉嚨堵塞或皮膚過敏等身體上的問題。

當情緒開始老化，也會加快身體的衰退速度。特別是每天把所有精力放在工作、家事與看護上，卻不懂適度放鬆，只會硬撐的人，更是憂鬱症的危險族群。

因此，我也希望藉著本書，與讀者分享如何克服這些心理層面的問題。

剷除內臟脂肪的最終武器

不論是我或來診所問診的患者，都靠血管回春術找回健康。這套方法非常簡單，像我這種怕麻煩又怕累的人都能堅持下來，相信大家也能做到。詳細內容留到第三章說明。

這裡先簡單介紹，回春術沒有任何特別要求或強人所難的規定。是基於醫學根據，也是我親自嘗試後嚴選出來的法則。它的重點在於透過生活中的各種習慣，如飲食、運動、動作、呼吸、沐浴、睡眠或紓壓等，達到減重與保健的效果。所以既不造成經濟負擔，而且不分男女老少，都很適合嘗試。

學會這套技巧以後，剩下的就是每天練習。只要堅持下去，必定能感受驚人的效果。

除了讓自己看起來比實際年輕之外，還有以下功效：

- 消除小腹，恢復苗條，從此不復胖。
- 治療痠痛、倦怠、浮腫或手腳冰冷等毛病，動作更靈活。
- 改善高血壓、糖尿病或高血脂症等文明病。
- 降低罹患腦中風、心肌梗塞、癌症、失智症或傳染病併發重症的風險。

我深信唯有身心都健康、年輕，才是人們應追求的目標。

就像小豬撲滿，越早存錢越容易存滿，血管回春術越早實踐，回報就越大。話雖如此，各位也無須因年紀不算小而放棄。只要有心，不論活到幾歲都不會太遲。

特別是人體的血管具備無與倫比的復原能力，即便**已經老化的血管，只要改變生活習慣，還是有可能讓血管回到年輕時的彈性與通暢。**

當各位翻開本書第一頁，就等於離回春更靠近一步了，接下來只要一步一腳印的努力，絕對有回報。

順帶一提，雖然本書標題是年輕二十歲，其實血管無須變得那麼年輕，也能出現驚人效果，例如：皮膚看起來更有彈性、頭髮有光澤、身材苗條、姿態挺拔、積極正向……其中任何一項都會翻轉原本的外在形象。

書中提及的方法的關鍵在於每天踏實的練習。只要養成習慣，之後一定能從身體上看到成果。心動不如馬上行動，讓我們就從今天開始吧！

第一章總結

- 外表年輕，等於血管有彈性與活力。
- 變年輕，代表身體變健康，人生也華麗轉身。
- 即便年齡增長，只要看起來精神飽滿，依然能為人生加分。
- 只要改善生活習慣，老血管也能回春。
- 每日踏實、持續努力，獲得超乎預期的回報。

第 2 章

血管高齡化的可怕風險

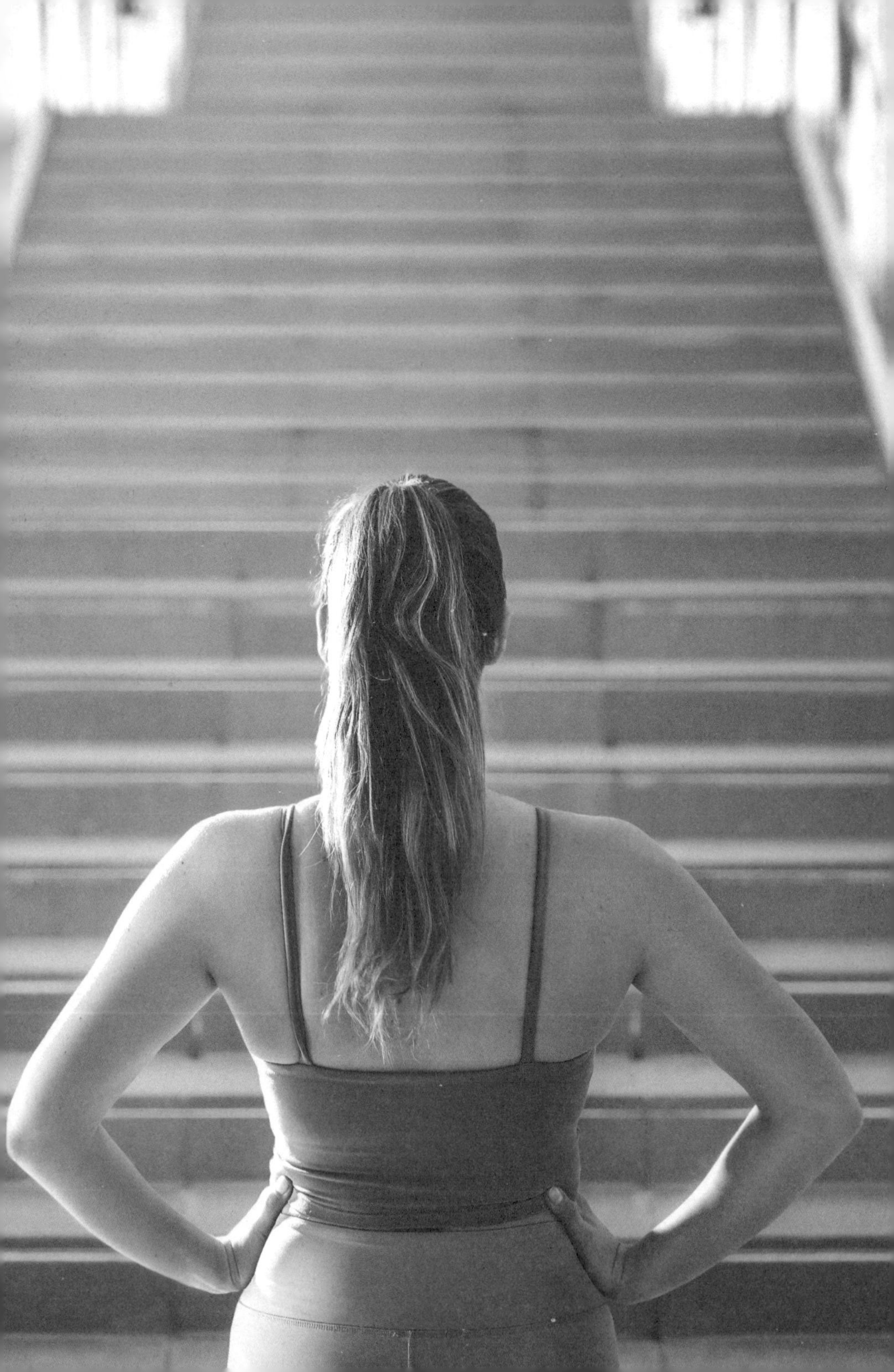

第一章提過，精神飽滿的外表對人生具有深遠影響與意義。接下來，我將解說血管與內臟脂肪的關係、受損原因，與內臟脂肪對健康的影響。

生活習慣造就美魔族

或許各位有這樣的經驗：

自從高中（或大學）畢業後，已過了十多年。好不容易抽出時間參加同學會，見見數年不見的老同學，發現有些人跟以前一樣，沒什麼變，有的人卻成了大叔、大嬸。你心裡頓時產生疑惑：「他／她是誰？」

如此令人「悲傷」的現實是怎麼發生的？追根究柢，就是平時的飲食習慣、行動或思考方式有差異。究竟什麼生活習慣會讓人看起來一臉糙老？若想找出原因，先回答這份 NG 生活習慣清單：

飲食習慣

- □ 忍不住口腹之欲，只要餓了就馬上找東西吃。
- □ 不管喝什麼飲料都加糖，喜歡清涼甜飲。
- □ 秉持不浪費原則，有多少吃多少。
- □ 不愛或幾乎不吃魚。
- □ 幾乎不吃大豆、豆製品。

日常行動

- □ 缺乏運動，飯後總是癱在沙發上。
- □ 偏好寬鬆、不顯身形、暗色系的服裝。

□ 搭乘大眾交通工具時，如果有座位，就馬上坐下來，絕不站著。
□ 選擇不用走路的行動方式。
□ 每天睡眠時間低於五小時。

心理層面

□ 凡事忍耐，不懂得抒發壓力。
□ 不愛與陌生人或年輕一輩交往。
□ 不擅長且不愛用手機、平板電腦與新上架的 App。

這些平常不易察覺的生活習慣，長期累積下來，就會讓面容、體型或姿勢等呈現老態，甚至比實際年齡老十幾二十歲。

接下來，就讓我們探究，為什麼這些習慣會讓身體內外老化更嚴重。

糙老的頭號戰犯：血管高齡化

我猜不少人都有這樣的經驗：某天看到鏡中的自己，發現臉上出現黑斑、皺紋或下垂，而嚇了一跳。

其實，我們過了四十歲以後，隨著血管老化，臉部逐漸蒼老。

日本愛媛大學醫學部附屬醫院的研究報告，早已指出血管年齡與外表年齡的關係。該份研究報告以抗老化健診（Anti-aging Dock）與抗老化皮膚健診為對象，選出兩百七十三位（女性一百八十七人、男性八十六人）就診者，分析血管年齡（頸動脈血管壁的厚度）與實際年齡的差異。

參與研究的二十名護士證實，樣貌顯老的就診者頸動脈血管壁通常較厚（血管年齡較大），而看起來較幼齒的人，頸動脈血管壁相對較薄（血管年齡較小）。

事實上，以我的看診經驗來說，這種現象不足為奇。接受血管年齡檢測的患者中，**血管年齡越高，不論男女都容易一臉黑斑、皺紋明顯下垂**，也難怪會被人誤會年紀大。

檢測血管年齡有兩種方式，其一是在指尖夾上感應器，偵測加速度動脈血容量波形（按：Accelerated Plethysmography，利用光電感測器檢測皮膚表面下的血容量變化，產生反映心臟搏動和血管彈性的波形圖），或在手腳繫上脈壓帶偵測脈波傳導速度（按：Pulse Wave Velocity，測量動脈中脈搏波傳播速度的指標，用於評估動脈的硬化程度）來分析血管軟硬度（動脈硬化指數）。近年來，某些健診也將血管年齡列為檢查項目之一。

話說回來，為什麼血管會對外表造成這麼大的影響？

想知道這點，我們要先了解血管與血液如何運作。

沒有血液流動的幽靈血管

血管可大致分為動脈、靜脈與微血管三種。連接起來，可繞地球兩圈半。而

且，九九%血管穿梭在動脈、靜脈和薄薄一層的微血管之間（嚴格說來，還有小動脈與小靜脈。其結構是動脈─小動脈─微血管─小靜脈─靜脈）。

血液由心臟為起點向外傳輸，流經全身各處再回到心臟。這種傳輸方式稱為循環系統（Circulatory System）。而養分及氧氣順著該循環，經由大動脈，隨著血液來到微血管，再從微血管抵達全身各個細胞。微血管接著將細胞釋放的二氧化碳等物質，隨著血液運往靜脈，回傳至心臟。

包括皮膚、內臟、肌肉與骨骼等，人的細胞高達三十七兆個。這些細胞之所以能正常運作，來自於血液所帶來的養分與氧氣。

人的肌膚下布滿無數條微血管，支撐著皮膚的機能與新陳代謝。只要血管狀態年輕，血液能順暢流動，確保更多養分或氧氣傳輸到皮膚各個角落。肌膚自然光澤亮麗。

可以說，**富含養分與氧氣的血液，有如養顏抗老的精華液**。這也是為什麼我說血管年輕、有活力，人就青春、有精神的原因。

然而，隨著年齡增長，血管內側管壁逐漸硬化。一旦血管變硬、失去原有的彈性，就會影響血液的傳輸，讓皮膚無法獲得足夠養分。此外，最恐怖的是，會產生幽靈血管（Ghost Vessels，因血流阻塞，導致微血管沒有血流經過而得不到營養），使身體出現各種不適。

微血管數量約在二十歲時達到巔峰。然後，隨著幽靈血管發生而逐漸減少。**步入六十歲以後**，其數量只有二十歲的四成左右。換句話說，**皮膚接收到養分比二十歲少了一半**。

隨著年齡越大，血管逐漸硬化，微血管隨之減少，在這樣的雙重打擊下，皮膚因缺少精華液，而不再緊緻Q彈。若長期不管，就像失去水分的花朵，肌膚也會因為缺乏養分而變得粗糙、鬆弛。

血管老化等同心臟衰竭，隨時會致命

事實上，血管老化引起的問題，不只是看起來糙老這麼簡單。

接下來，讓我們先來了解何謂動脈硬化。簡單來說，當血管隨著年齡老化時，動脈的血管壁會因此失去彈性，變得硬且厚。

不過，動脈除了年紀所伴隨的生理因素以外，也會因各種因素導致硬化，例如血液中，低密度脂蛋白膽固醇（Low-Density Lipoprotein Cholesterol，LDL－C，又稱壞膽固醇）與中性脂肪（按：又稱三酸甘油脂，可從日常飲食中攝取。若吃進肚的熱量超過身體所需，多餘的部分就會轉換成中性脂肪，儲存在身體裡）太多，或高密度脂蛋白膽固醇（High-Density Lipoprotein Cholesterol，HDL－C，又稱好膽固醇）太少，而引起高血脂、高血壓、高血糖等症狀，還有肥胖、抽菸、缺乏運動或壓力等，也會影響其好壞。

另外，氧化壓力（oxidative stress，指體內的自由基過剩，導致抗氧化防禦機制失衡，造成細胞損傷）或者是高血壓所伴隨的壓力等，也會讓血管壁的內皮細胞受損。

血管的內皮細胞是血液與血管壁之間的一道防線。一旦受損，血液中的壞膽固醇便會入侵血管壁。

當壞膽固醇氧化之後，就成為一種名為氧化 LDL 的異物，然後被巨噬細胞（Macrophage，免疫細胞之一。會吞噬與消化體內的死亡細胞、細胞殘片及病原體）吞食。當巨噬細胞吃了大量氧化 LDL 後會沉積在血管上，形成斑塊，造成動脈粥狀硬化（Atherosclerosis，見下頁圖 2-1①）。

血管壁上的斑塊容易因血壓上升等刺激而受損，受傷部分便形成血栓（見下頁圖 2-1②）。當血栓變大時，可能阻塞血管內腔中的血液流動；剝離時則會隨著血液到處亂竄，影響末梢血管的傳輸（見下頁圖 2-1③）。

嚴格來說，動脈硬化分成好多種。我們一般說的動脈硬化，大多時候是指心臟或腦部等大動脈容易引發的心血管疾病，也就是動脈粥狀硬化。不過話說回來，既

圖 2-1　動脈粥狀硬化的過程。

① 形成斑塊

氧化 LDL 等被免疫（巨噬）細胞吞食後，形成斑塊，並沉積在血管上。

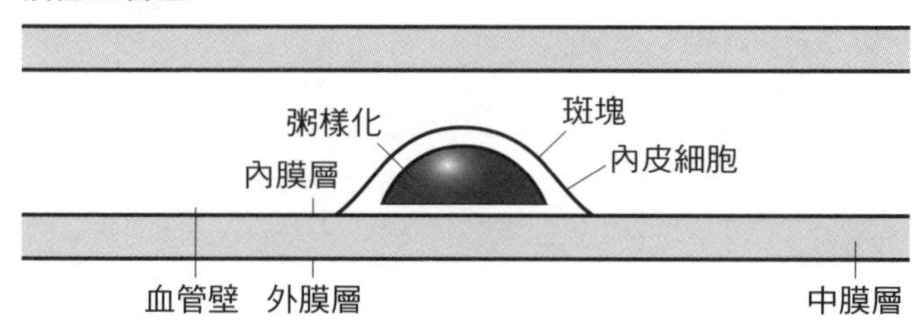

② 斑塊破裂

斑塊因血壓上升（高血壓）等刺激而受損，形成血栓（血液的結塊）。

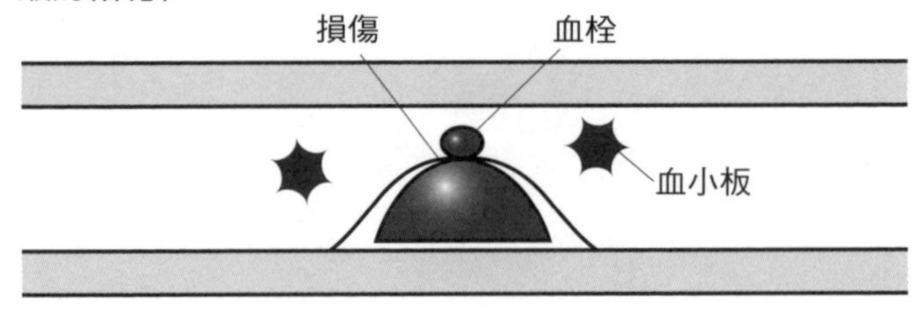

③ 血管阻塞

血栓變大阻塞血管內腔，或剝離隨著血液亂竄，影響末梢血管的傳輸。

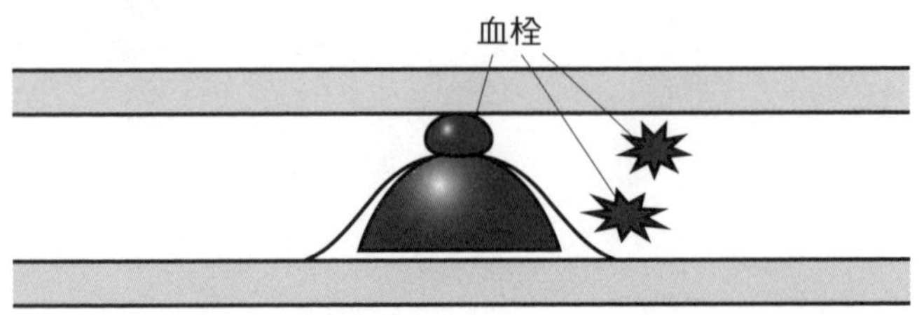

然血管分成動、靜脈，為什麼我們幾乎沒聽過有人講靜脈硬化？

事實上，靜脈也可能會硬化。

動脈接收心臟傳來的血液，而靜脈將血液帶回至心臟。雖然兩者都能傳輸血液，不過，靜脈運送時，不須施加壓力。因此，其硬化程度不如動脈明顯、嚴重。即便硬化，也不會立即對身體造成影響。這就是為何我們不常聽到靜脈硬化。

當人體**因動脈硬化而導致血流不順暢時**，血液中的養分與氧氣便無法充分送往身體各處。於是，各個細胞無法再生，從而**影響新陳代謝的效率**，也可能引發以下狀況：

- 血流不暢，肌膚或頭髮暗沉乾燥。
- 新陳代謝低下，引發易胖體質。
- 容易肩頸痠痛、腰痛、浮腫或手腳冰冷等。
- 精神不振，彎腰駝背。

- 時不時生病。
- 無法傳送充足的養分與氧氣到腦部，所以腦功能低下。

動脈硬化的影響遠比人們想像的嚴重。

據日本厚生勞動省發表的人口動態統計顯示，二〇二一年，日本人十大死因中，惡性腫瘤（癌）高居第一，第二名是心臟病（高血壓除外）。其中，心臟病的死亡率更是年年增加（按：臺灣在二〇二二年的十大死因，第一名癌症，第二名心臟疾病〔高血壓性疾病除外〕）。

尤其是心臟衰竭的患者，死亡率特別顯著。就醫學觀點，心臟衰竭並非疾病。而是一種狀態——血液無法充分傳輸到身體各角落。

但日本心血管系統學會與心臟衰竭學會，在二〇一七年發布以下定義：「心臟衰竭係指因心臟機能低下，引發心悸或浮腫等之疾病。情況嚴重者，甚至可能減壽。」指出心臟無力而引發的徵兆，就算疾病的一種。

雖說日本正面臨一波「癌症海嘯」，罹癌患者已高達百萬人。但問題是，大家卻忽視心臟衰竭是更嚴重的問題。截至二〇二〇年，**心臟衰竭患者竟高達一百二十萬人，遠遠高於罹癌人數**。近年在流感或新冠疫情的衝擊下，「心臟衰竭疫情」正悄悄蔓延，逐漸引起醫學界的關注與不安

心臟衰竭大多肇因於高血壓或心肌梗塞。當冠狀動脈（將血液傳輸到心臟的血管）發生動脈粥狀硬化時，就無法提供充足的血液給心肌。導致心肌缺氧而有生命危險。

心臟衰竭的死亡率或反覆住院率都比其他疾病還高。相較於**癌症的五年生存率高達七〇％來看，心臟衰竭生存率只有五％**，兩者明顯無法相比。

「血管老化等同心臟衰竭，嚴重時可能致命。」這句話或許令人不安，不過，值得慶幸的是血管能自我修復。具體方法將在後文說明。

身體生鏽？跟血糖有關

說起來，血管受到怎樣的損傷才會引起身體老化？

概括而言，主因在於氧化。

就像我們常聽到「糖化（Glycation）是衰老的元凶」一樣，糖化會讓體內的細胞產生氧化而發炎。若要比喻，氧化好比腳踏車生鏽，而糖化則類似烤魚時，沒控制好火候，不小心燒焦。

生鏽的腳踏車很難騎，而魚一旦燒焦，就失去原有的美味與營養。同理，氧化與糖化會對細胞造成傷害（後者更被視為癌症的肇因之一）。也就是說，血管內出現這兩種現象，會加速動脈硬化，讓身體老得更快。

問題是，為什麼**人體會生鏽或燒焦**？其實，這與**血糖值上升有關**。

血糖值，就是血液中葡萄糖的濃度。我們用餐時，食物釋出的醣類便為身體所用。營養學中的醣類，泛指去除食物纖維後，碳水化合物經消化分解後所產生的葡萄糖。血管中有葡萄糖，血糖值自然上升。

血管一旦處於高血糖狀態，胰臟便會釋放胰島素（Insulin）促使肝臟、肌肉或脂肪組織吸收血液中的葡萄糖，以降低血糖值。不過，若人因為缺乏運動或暴飲暴食，而成為代謝症候群的潛書危險族群時，血糖調控系統就會失靈。

這裡先簡單解釋，就是內臟脂肪分泌的生物活性物質（按：該物質會干擾血管內皮細胞的正常功能，影響血管內細胞釋放氧化物、抗凝劑、血管擴張素等重要物質的平衡）在搞鬼。除此之外，過多葡萄糖會造成肌肉量流失，進而影響胰島素的功效。

換句話說，只要攝取醣類過高的食物，胰島素就不受控，導致血糖值動不動飆升。讓身體永遠處於飯後高血糖狀態，這時血管會產生多餘的自由基。而自由基則會因為氧化壓力，讓血管內皮細胞受損、壞膽固醇氧化，進而形成動脈硬化。

在正常情況下，抗氧化防禦機制足以對抗自由基的攻擊。然而，當自由基多到連抗氧化防禦機制都無能為力時，自由基會到處肆虐，讓身體出現各種問題（也就是氧化壓力）。

一旦自由基大軍來襲，血管容易因氧化而生鏽，最後變得脆弱易損。除此之外，持續的高血糖會使人體過度分泌胰島素，而無法順利排出鈉，於是引起高血壓，讓動脈硬化更加嚴重。隨著動脈逐漸硬化，血壓越來越高，陷入惡性循環。

（按：鈉含量過多時，身體為了降低過高的鈉離子濃度，血液中會充滿水分，使得心臟輸出的血液量增加，導致每次從心臟打出的血液對血管壁衝擊過大，進而使血壓升高。

（還有個原因是，鈉會使交感神經反應增強，讓分布在心臟主動脈附近的壓力感受器異常。正常情況下，血壓過高時，壓力感受器會發訊號到中樞神經，告訴身體要想辦法降低血壓。但若因鈉含量過高讓壓力感受器無法正常運作時，回傳訊號便出現異常，血壓調節無法順利運作，所以上升後的血壓無法調降。）

自由基蠢動，膠原蛋白就不見了

接下來，讓我們來看看造成衰老的另一個原因：燒焦。

蛋白質除了是組成皮膚與肌肉的基本元素，也是血管的主要材料。因此，血糖值上升使血液處於高血糖狀態時，血液中多餘的葡萄糖就會和血管壁的蛋白質結合，經體溫加熱，就「燒焦」了，這就是所謂的糖化現象。

一旦血管壁出現糖化現象，自由基便蠢蠢欲動，導致細胞組織發生變性（denaturation）。經過糖化反應而變性的蛋白質，被稱為糖化終產物（Advanced glycation end products，簡稱 AGEs）。除了血管，身體各處都看到其蹤跡，也是導致細胞衰老的元凶。

當皮膚出現 AGEs 時，就會讓膠原蛋白變性而失去彈性，皮膚因此產生皺紋、鬆弛和下垂。更糟糕的是，AGEs 還會提高罹患糖尿病的風險。若放置不管，出現失智症的機率也相對提高。

高血糖，讓你未老先衰

氧化或糖化與衰老相關，**最大的原因在於血糖值飆升**。而血糖值會變高，則因吃了富含醣類的食材，特別是米飯、麵包或麵食等穀物主食。

此外，前文提到的 NG 生活習慣中，有一項是「不管喝什麼都加糖，喜歡清涼甜飲」，我會特別列出這點，是因含糖飲料跟甜食、水果都是讓血糖值飆升的代表食物。

有不少人喜歡吃飯、麵包或甜食，一天不吃就覺得渾身不自在。若你屬於這種類型必須注意，**長期攝取過量的醣類，讓身體永遠處於高血糖狀態，就會讓血管未老先衰**。

當然，我並非指一粒米或一口麵包都不准吃。重點在於適量。

日本失智症患者逐年增加。據日本厚生勞動省調查顯示，至二〇二〇年，六十五歲以上失智症患者約有六百萬人，推測到二〇二五年，將增至七百萬人。換句話說，就是**每五位高齡者，就有一人罹患失智症**。

不少醫學報告指出，糖尿病是失智症的要因之一。**特別是飯後高血糖**（按：正常來說，用完餐後血糖值應為六〇至一三九 mg/dL，若超過二〇〇 mg/dL，就表示胰島素調控血糖能力不佳，無法及時處理用餐後進入到血液中的葡萄糖，容易引起糖尿病）**更與失智症息息相關**。由此可知，糖尿病預備軍是失智症的危險族群。

高血糖之所以影響大腦功能，其中一個原因是動脈硬化。大腦血管一旦出現這個現象，就表示腦部血流因血管內腔狹窄而受阻。再加上，血管壁上的斑塊因受損，讓血液結塊形成血栓，導致血管阻塞而發生腦梗塞（Cerebral Infarction）。除此之外，當血管壁因動脈硬化變得脆弱，又無法承受內部高壓時，腦部血管就會破裂、出血，也就是人們說的腦出血（Cerebral Hemorrhage）。

當腦梗塞或腦出血害腦部細胞受損時，就有可能引發失智症。這種因腦部血管損傷所引發的失智症，稱為血管性失智症（Vascular dementia）。除此之外，有七〇％失智症屬於阿茲海默症（Alzheimer's disease）——大腦積了一堆稱為β型澱粉樣蛋白（β-amyloid peptide）的垃圾。

在正常情況下，人體的酵素可以有效分解這些蛋白質。而這個酵素肩負另外一個重要任務，是分解胰島素。

可是，當體內維持高血糖狀態時，胰臟會大量分泌胰島素，導致酵素疲於奔命，沒有餘力去清除大腦中堆積的垃圾。於是，大腦內的β型澱粉樣蛋白就越積越多，使腦筋不靈光或不順暢。

也就是說，胰島素過度分泌，也會提高罹患失智症的風險。

減醣，頭腦就清晰

對於減重族來說，明知道甜食是禁忌，卻忍不住安慰自己：「吃一點而已，沒關係。」這種想法只是自己騙自己罷了。醣類雖然能提供大腦所需能量，但即使沒有醣類，人體仍然能透過分解脂肪產生的酮體（Ketone Body）讓大腦正常運作。

醣類攝取過量會對大腦造成傷害。

事實上，酮體有「大腦的第二能量」之稱。不少人為了減少醣類攝取量，選擇生酮飲食（按：靠減少攝入醣類，從而限制身體對葡萄糖的供應，等醣類燃燒完，才會使用脂肪來獲得能量，開始消耗脂肪來獲得能量）。他們表示：「減醣後，頭腦更清晰，大幅提升想像力跟記憶力。」

酮體的功效並非僅限於提供身體所需的熱量，還可以預防內臟發生病變。

二〇二〇年七月，日本滋賀醫科大學研發小組發表一份報告，指出糖尿病所引起的腎臟病（糖尿性腎病變，Diabetic Kidney Disease）可透過酮體有效抑制。

換句話說，只要控制攝取醣類，利用酮體作為身體第二能量的來源，除了有利於大腦運作以外，更能維護內臟發揮正常功能。

肉食主義造成硬化

除了甜食與主食會讓血管變老之外，還需要注意肉類。

然而，近年來，日本人都不太吃魚了。下頁圖2-2是日本農林水產省（相當於臺灣農委會）的調查。

從此可知，在二〇〇二年，日本人在魚貝類上達到消費尖峰，之後逐漸下滑，到了二〇二〇年度，甚至衰減至尖峰時期的五八％。而肉類消費量卻逐年攀升。

事實上，以我的診所為例，動脈硬化患者幾乎都是肉食主義者，有的人甚至天天三餐吃肉。由此可見，**肉吃太多可能讓血管受損**，並非無稽之談。

脂肪酸也有好壞之分

以肉類為主的飲食習慣之所以讓血管老化，是受到肥肉裡的脂肪酸所影響。

脂肪酸解釋起來有一點小複雜。各位不妨參照下頁圖2-3，比較清楚易懂。

脂肪酸可分兩種，包括牛、豬、雞等肉類富含的飽和脂肪酸（Saturated fatty acid），與魚貝類富含的不飽和脂肪酸（Unsaturated fatty acid）。常溫下的飽和脂肪酸呈固體，而不飽和脂肪酸則無凝固現象。

對人體而言，飽和脂肪酸雖然也是重要的能量。但過度攝取時，就會導致肥胖或壞膽固醇增加，讓

圖 2-2　魚貝類與肉類的消費變化。

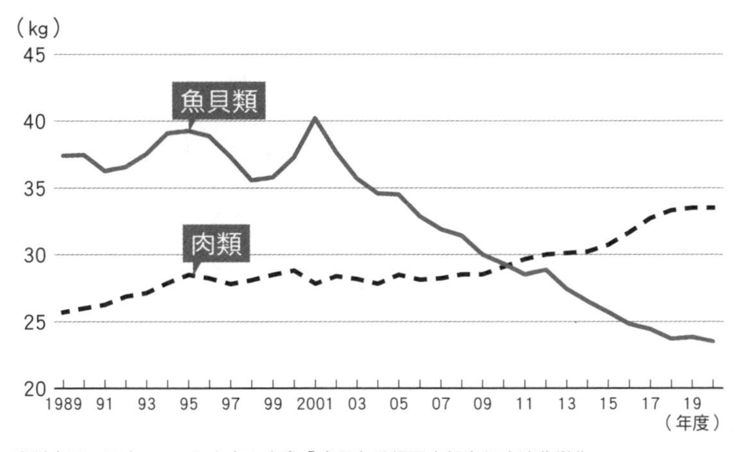

資料來源：日本 2021 年水產白皮書「食用魚貝類暨肉類之年度消費變化」。

圖 2-3　脂肪酸的種類與油脂之關係。

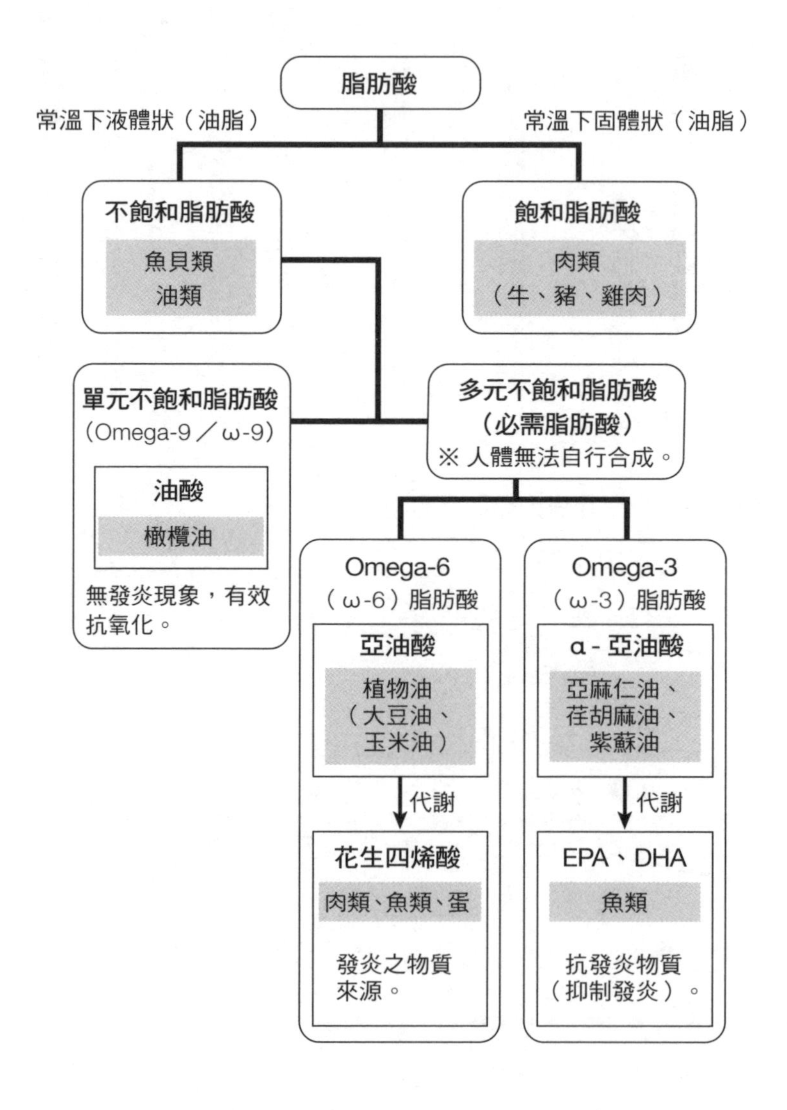

動脈逐漸變硬。不飽和脂肪酸，則能減少壞膽固醇與降低中性脂肪。

順帶一提，不飽和脂肪酸又可分為單元不飽和脂肪酸（Monounsaturated Fatty Acid）與多元不飽和脂肪酸（Polyunsaturated Fatty Acid）。因此，食用時可針對需求來挑選食材。前者又稱為Omega-9脂肪酸或ω-9型脂肪酸，以富含油酸（Oleic Acid，是自然界最常見的脂肪酸）的橄欖油為代表。此外，人體也可自行合成Omega-9脂肪酸。

Omega-9脂肪酸不會對好膽固醇造成影響，又能有效減少壞膽固醇、預防動脈硬化。攝取時，因Omega-9脂肪酸抗熱性強，除了作為沙拉醬之外，也可以加熱調理。

另外，由於人體無法製造多元不飽和脂肪酸，必須透過飲食補充。因此，**多元不飽和脂肪酸**又稱為「必需脂肪酸」。**攝取不足**時，**極可能引發皮膚炎**。

多元不飽和脂肪酸可分成Omega-6（ω-6）脂肪酸以及Omega-3（ω-3）脂肪酸。其中，Omega-6脂肪酸以大豆或玉米等植物油，含有的亞油酸（Linoleic acid）為代表。

亞油酸雖然與單元不飽和酸一樣，**具備降低膽固醇的功效，但它不懂得選擇好壞。在降低壞膽固醇的同時，一併降低好膽固醇**。因此，在預防動脈硬化方面，毫無幫助。

除此之外，亞油酸還會隨著人體的新陳代謝，產生花生四烯酸（Arachidonic acid，是人體必需的不飽和脂肪酸、細胞膜的重要成分）。

當體內花生四烯酸過多時，就容易引發血管發炎或血栓等症狀。以亞油酸為主的油體，因為口感清爽且價格低廉，常用於快餐店或超市便當中的炒炸物。因此，外食族應該特別注意。

另一方面，Omega-3 脂肪酸以魚類所富含的二十碳五烯酸（Eicosapentaenoic acid，簡稱 EPA）與二十二碳六烯酸（Docosahexaenoic Acid，簡稱 DHA），或亞麻仁油、荏胡麻油等的 α－亞油酸為代表。而 α－亞油酸也會在人體內轉換為 EPA 或 DHA。

EPA與DHA能降低血液中多餘的中性脂肪，有效預防動脈硬化，是人體不可或缺、抑制血管發炎的物質。攝取這兩種脂肪酸，有助於減緩異位性皮膚炎（atopic dermatitis，溼疹）、過敏性鼻炎（Allergic rhinitis）與皮膚乾燥等症狀。DHA還能提升腦部運作。

了解並充分利用油脂的特性，才是簡單又有效的血管對策與減重方法。因為健康意識抬頭，超市架上的食用油也開始出現「Omega-〇」或「n-〇」之類的廣告字樣。所謂「Omega-〇」或「n-〇」是根據脂肪酸的元素單位，與碳鍊上雙鍵出現的位置所進行的分類。

讀者只要記得Omega-6可能讓身體發炎，不宜攝取過多，而Omega-3有效抑制發炎，攝取越多越好。另外，要注意的是Omega-3不耐熱，適合當作沙拉醬等之基底油。熱炒的話，可以選擇Omega-9。

各位不妨參照以上的說明，選擇適合自己的油品。

肉吃過多，身體就慢慢發炎

肉類、魚類或者是蛋品，會讓體內的亞油酸轉換成花生四烯酸。也就是說，飲食偏好用植物油搭配牛、豬或雞等肉品，除了會提高動脈硬化的風險，還會引起慢性發炎。

或許有人會想：「既然魚類也會轉化成花生四烯酸，為什麼不說魚對身體有害？」這是因為魚類含有豐富的 EPA 或 DHA 等抗發炎物質，所以能有效抑制花生四烯酸，減少發炎風險。這就是為什麼醫生總說想健康長壽，就得多吃魚。

事實上，發炎對人體來說並非洪水猛獸。因為發炎其實是免疫系統抵抗外敵（病菌等）或修復組織的反應。

如前文介紹，當血管壁內側的內皮細胞受血壓、血流刺激，或氧化壓力受損時，就會發炎。過程中，氧化後的壞膽固醇被免疫細胞吸收，附在血管壁上形成斑塊，導致動脈逐漸硬化。除此之外，抽菸、壓力、高血壓、糖尿病或高血脂症等文明病，都會進一步傷害血管的內皮細胞。再加上年齡增長，動脈超過生理所能承受的範圍時，就會變硬。

雖然杜絕不良的生活習慣以避免文明病纏身，是預防動脈硬化的關鍵。不過，更重要的是，想辦法抑制血管壁可能引發的慢性發炎。

所謂的發炎，不只血管，肌膚、肝臟、腎臟或大腦等器官都可能受到波及。可說是牽一髮而動全身。**一個看似不起眼的發炎，卻可能讓五臟六腑出現毛病或成為衰老的原因。**

幸運的是，人體本身具備抑制發炎、保護內臟的機制。

人體發炎與攝取的脂肪酸有絕對關係。換句話說，只要避免 Omega-6 脂肪酸，盡量攝取 Omega-3 脂肪酸，就能有效降低發炎機率。

看到這裡，愛吃肉的族群可能很鬱悶。其實，肉類也含有人體不可或缺的優良蛋白質。攝取肉類時，只要掌握「脂肪酸的種類與平衡」，而不是亂吃一通，如 EPA 或 DHA 與花生四烯酸的攝取比例以一比一為宜。牢記這個比例，就不怕身體發炎。

攝取蛋白質時，除了肉類或魚類等動物性蛋白質，可以適時的加入大豆等植物性蛋白質。動物性與植物性蛋白質的混搭，不僅提高蛋白質的功效，更能避免偏重脂質（Lipids，可概分為八類：脂肪酸、甘油酯、甘油磷脂、鞘脂〔神經脂質〕、醣脂質、聚酮類、固醇脂類及孕烯醇酮脂類）所帶來的影響（按：攝取過量脂質會增加罹患大腸癌、乳癌、子宮頸癌、子宮內膜癌、喉癌、舌癌等機率）。

迴避含反式脂肪的食物

最後，讓我們看一看脂質（脂肪酸）對身體的影響。

首先介紹反式脂肪（Trans fatty，又稱反式脂肪酸）。事實上，已有相關研究證明反式脂肪與慢性發炎的關聯。日本農林水產省在官網宣導：**日常飲食中攝取過多的反式脂肪，更容易罹患心臟病。**

反式脂肪分為天然與人造兩種。牛肉、羊肉、牛奶或乳製品，含有微量的天然反式脂肪。而常溫下的液體植物油或魚油等，經過人工提煉成半固體或固體油脂，就屬於人造反式脂肪。

包括人造奶油（Margarine）與酥油（Shortening），或以這些材料作成的麵包、蛋糕、甜甜圈等西點與油炸品，都含有反式脂肪。所幸，近年因養生意識抬頭，反式脂肪的添加比例逐漸降低。

需要注意的是，攝取過多脂質等同吃進反式脂肪。雖然肉類含有的花生四烯酸為人體所需，但對於動不動就攝取過度的現代人來說，就要注意。總之，反式脂肪能不碰，就不碰。

除了反式脂肪，過氧化脂質（Lipid peroxidation，指脂質在空氣中因自由基而氧化後的狀態。經過一段時間的油炸物、反覆油炸的回鍋油、零食、速食等都是過氧化脂質）也是應該迴避的脂肪酸，當過氧化脂質進入人體，細胞將會受損，體內的自由基越來越多，引發一連串的發炎症狀。

睡眠不足，血壓就變高

其實，睡眠也會影響血管的好壞，如慢性睡眠不足，就會損害血管。

現代日本人幾乎都睡不飽。日本厚生勞動省於二〇一八年發表的「國民健康暨營養調查」中指出，近一個月內睡不飽或未能充分休息者，占全體二一．七％。其中，三十歲到五十歲的男性與四十歲到六十歲的女性，皆超過四〇％平均睡眠低於六個小時。

換句話說，每十個日本人，就有約四人每天都睡不好、睡不夠。長期下來便陷入慢性睡眠不足，導致大腦無法好好運作，整個人渾渾噩噩、力不從心，還得硬撐度過每一天。

人透過交感神經與副交感神經調節身體機能。正常情況下，當我們入睡時，因為血管舒緩，血壓自然降低。此時，副交感神經發號指令，讓身心進入放鬆狀態。起床後，由交感神經接班，血管收縮，使血壓逐漸上升。

問題是，當我們睡得太少、睡眠不足時，副交感神經就開始偷懶。取而代之的是交感神經不斷的讓血管收縮。於是，血流逐漸不順暢。除此之外，血壓上升也讓心跳過快，造成心臟和大腦的負擔，進而引發梗塞或動脈硬化等疾病。

睡眠對人體十分重要，因為深層睡眠能刺激生長激素（growth hormone）。這個生長激素有助於分泌一氧化氮（Nitric Oxide，NO），進而修復血管的內皮細胞，讓血管減齡。

除此之外，在睡覺前後，大腦會分泌賀爾蒙褪黑激素（Melatonin）。實驗證明，褪黑激素與血液中的糖代謝（Glucose Metabolism）相關。

二〇一三年，美國哈佛大學的麥克米蘭（Macmillan）博士指出，**褪黑激素分泌量較低的人，罹患第二型糖尿病的比率是普通人的二·一七倍**。

總之，睡眠不足不僅讓血管受損，也會影響人體原有的修復能力，甚至提高罹患高血糖的風險。導致大腦無法正常發揮，也會加速老化。更重要的是，大腦血管一旦受損，原本應在睡眠中被清除的垃圾——β型澱粉樣蛋白就這麼留下來了。

正常情況下，在我們入睡後，β型澱粉樣蛋白會透過腦脊髓液排出體外。可是若睡眠不足，這個清潔機制便出問題，讓β型澱粉樣蛋白留在腦中。久而久之，腦內裡存放一堆垃圾，頭腦越來越不靈活，甚至引發阿茲海默症。

睡不飽造成賀爾蒙失調，除了前面提到的壞處，還讓人忍不住想大吃大喝。我們之所以餓了想吃、飽了就滿足，是因為有瘦體素（Leptin，控制食欲）與飢餓素（ghrelin，促進食欲）等兩種賀爾蒙，刺激大腦飽食中樞。

睡眠不足時，人體會過度分泌飢餓素，導致食欲大增；而抑制食欲的瘦體素相對無法發揮功效。睡不夠的人總是無法控制脾氣，於是陷入壓力性暴食的地獄。

除此之外，長期睡眠不足會讓人有氣無力，做什麼事都提不起勁，能不動就不動，結果就是體重爆增。

不少上班族或家庭主婦因總睡不夠，所以不斷喝咖啡或濃茶等含咖啡因飲料來提神，卻不知這種做法根本適得其反。試想一下，白天動也不動，愛怎麼吃就怎麼吃，靠喝一堆咖啡因飲料打起精神。一到晚上當然睡不著，最終陷入日復一日的惡性循環。

其實，喝咖啡或茶也無法醒腦，重點是要注意飲用時間與避免過量。所幸近年來，市面上出現不少零咖啡因飲品，讓睡不著的人再也不用擔心喝了會失眠。

睡眠呼吸中止症可能致死

你每天是否睡至少五個小時？

醫學報告顯示，**睡不滿五小時的人，比每天睡足超過七小時的人，更容易罹患高血壓**。

我每次看到有關過勞死的新聞時，都忍不住猜測，死者或許是因長期過度工作，加上睡眠不足，導致血管或心臟無法負荷而突然結束一生。

除了睡眠時間之外，中老年人還要注意是否有「睡眠呼吸中止症」——指上呼吸道（鼻腔至咽頭、喉頭的範圍）狹窄，進而導致呼吸停止（十秒以上），且重新呼吸時，必定鼾聲如雷。

我們在正常呼吸時，因交感神經的運作，讓神經緊張、血壓急速上升。停止呼吸時，身體便進入低氧狀態。一下子無法吸氣，一下子正常呼吸，人自然無法睡好、睡飽，睡眠品質當然低下。以至於到了白天，交感神經持續緊張、血壓上升。長期下來，便引發高血壓或動脈硬化。

睡眠呼吸中止症的嚴重性超過人們的想像。假如置之不理，可能造成心臟衰竭，甚至死亡。凡是鼾聲過大、睡夢中出現呼吸中止等症狀的人，或者是家

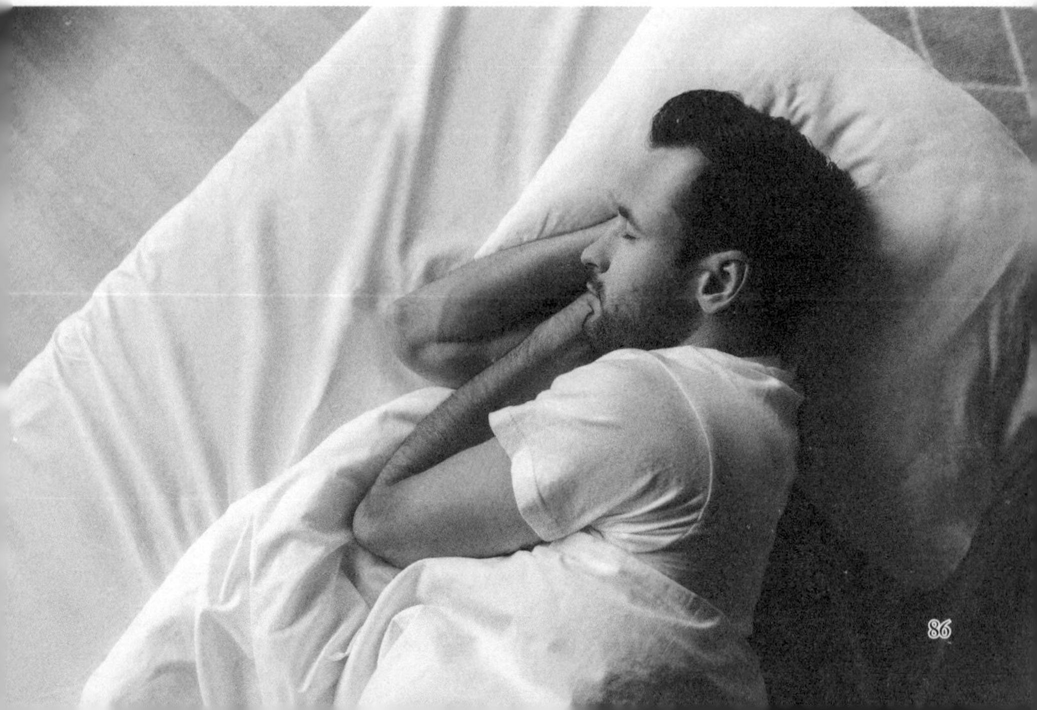

中成員有類此症狀，必須多加留意。儘早前往心血管內科、胸腔內科或者是耳鼻咽喉科就診。

睡眠不足或睡眠品質低對健康帶來連鎖性影響，包括血管受損、發胖、文明病、造成心臟負擔或大腦老化等。

相反的，好的睡眠不僅能降低罹患動脈硬化、高血壓與糖尿病的機率，還有助於消除疲勞與提高大腦功能。由此可見，睡眠對於人體的健康何其重要。

抽菸害你呼吸衰竭

血液中的養分（透過飲食攝取）與氧氣（經由呼吸進入體內）經血管傳到身體各處的細胞。

人體的呼吸機制，是透過吸氣將體外的氧氣傳輸到全身，透過吐氣，把二氧化碳排出體外。

再說清楚一點，就是氧氣從口鼻順著氣管，進入左右肺部，透過支氣管運送到肺細胞。然後經微血管傳輸到動脈，傳遞到給其他細胞，以供身體運作。當體內細胞吸收後氧氣，會產生二氧化碳。這時靜脈（血液）便帶著二氧化碳，經心臟進入肺細胞，在一吐一吸，排出二氧化碳的同時，吸入新鮮的氧氣，反覆循環。

內臟與組織需要氧氣才能正常運作，一旦缺氧，便出現各種不適與病痛。其中的關鍵在於呼吸功能。

造成呼吸功能衰竭的原因之一，可能是慢性阻塞性肺病（Chronic Obstructive Pulmonary Disease，簡稱 COPD。指呼吸道長期發炎導致阻塞，使氣體無法通暢進出呼吸道）。癮君子或有文明病者可說是 COPD 高危險群。近年來，患有 COPD 的中老年人逐漸增加。

當肺長期接觸香菸等有害物質，就會因慢性發炎，導致呼吸功能低下。

COPD 的受害者並非只有吸菸者，其周圍不抽菸的人可能連帶受到影響。為避免波及無辜，不妨積極戒菸或另闢吸菸區。

COPD的殺傷力在於各種併發症，如高血壓、冠狀動脈心臟病（Ischemic heart disease）、慢性心臟衰竭等心臟疾病，還有高血脂症、骨質疏鬆症、消化性潰瘍或憂鬱症等。甚至在全球爆發新冠肺炎以後，COPD更被視為新冠肺炎的前兆，受到醫界的重視。

比起用鼻子，不少人習慣用嘴巴呼吸，可是，這麼做會讓口腔乾燥而感染病菌或引發過敏。

為了保持口腔潔淨、避免乾燥，除了用鼻子吸氣，平時吃飯要細嚼慢嚥、時常說話，以刺激唾液產生（按：唾液有助控制口腔內的細菌和真菌，從而保持口腔組織健康和防止感染）。

除此之外，日本每五人就有四人罹患牙周病，這也是動脈硬化的誘因。因為牙周病與糖尿病息息相關。例如罹患牙周病的糖尿病患者，糖尿病的症狀會更加嚴重。相反的，一旦治好了牙周病，糖尿病也會隨之獲得改善。

（按：長期高血糖會造成免疫系統功能低下，導致牙周病感受性增加及病情容易惡化，也就是說糖尿病患者較容易發生牙周病，約為一般人的三倍，且糖尿病病史越長，牙周病也會越嚴重。糖尿病患者因膠原蛋白代謝異常，所以傷口容易惡化且復原能力降低，因此，一旦有牙周病，病情也會進展快速，比一般人嚴重。）

不時動一動口腔周圍的肌肉或舌頭，不僅可預防口腔機能衰竭，也有助於鍛鍊呼吸能力。具體訓練方法會在第三章說明。

心臟與大腦之不可承受之重

現代社會，可以說人人皆有壓力。感到壓力時，交感神經開始活躍，呼吸自然變得淺短急促。由此可見，壓力也會影響呼吸功能。

過度壓力與長期睡眠不足一樣，讓交感神經隨時處於活躍狀態。於是，血管反覆收縮、血壓持續上升，於是血管老化，對心臟與大腦造成莫大的負擔。

相反的，透過深呼吸或腹式呼吸，就能讓副交感神經替代交感神經，平穩情緒、放鬆心情。可以說，**呼吸也是影響自律神經的重要因素之一**。

不懂得適時紓解壓力，一味硬撐，只會讓身心更加疲憊。努力改善血管狀態是為了迎來更健康的生活，但若過得不開心、壓抑，又如何享受人生？

紓解壓力雖然沒有想像中簡單，但不妨先找出壓力來源，懂得尋求外援，而非獨自忍耐，一點一滴的習慣消解壓力。

體脂肪有三種

前面我們談及血管受損的五大要因：高血糖、過多脂質、睡眠不足、呼吸能力衰竭與壓力。接下來，要進一步解說，怎麼做才能讓血管找回彈性。不過，在進入主題以前，我們先來了解何謂體脂肪（Body Fat）。

人若飲食過量，多餘的脂質或醣類，會順著血液被白色脂肪細胞（White Adipocyte Tissue）吸收，同時以中性脂肪的型態儲存起來。如同醣類經體內的合成轉化為中性脂肪。因此，所謂的體脂肪，就是指白色脂肪細胞所積蓄的中性脂肪。

（按：脂肪細胞是構成脂肪組織的主要細胞，專門用於將能量儲存為脂肪。可分為白色脂肪組織〔又稱白色脂肪、單房細胞〕與棕色脂肪組織〔棕色脂肪、多房細胞〕兩種。前者數量越多，能貯存脂肪的量就越多。）

白色脂肪細胞因吸收中性脂肪而逐漸膨脹。等到膨脹不了了，白色脂肪細胞便透過增生，吸收更多脂肪。

中性脂肪（三酸甘油脂）是健康檢查的項目之一，相信各位都不陌生。一般說來，健檢中心為了檢測中性脂肪的數值，都會要求受診者空腹一段時間。在未進食的情況下，血液中的中性脂肪若高於一百五十毫米汞柱，就被列為「高三酸甘油酯血症」（Hyper-Triglyceridemia）。

問題是，近幾年來，不少人即便空腹時中性脂肪值正常，餐後卻出現異常。當中性脂肪值持續偏高時，可能引發餐後高血脂症（Postprandial Hyperlipemia）。因此，日本動脈硬化學會便於二〇二二年七月，修訂《動脈硬化性疾病預防指南》中的高血脂症診斷標準，將餐後（非空腹，不限一天三餐）的中性脂肪值列為參考數值之一。

換句話說，中性脂肪值除了以往測量的空腹中性脂肪數值以外，凡是餐後（不限一天三餐）的檢測數值高於一七五毫米汞柱，也會被研判為高三酸甘油酯血症。

除了中性脂肪，前面提過的低密度脂肪蛋白、高密度脂肪蛋白與總膽固醇（Total Cholesterol）也是健康檢查的項目。

其中，**低密度脂蛋白膽固醇**就是我們常說的壞膽固醇，而**高密度脂蛋白膽固醇**則是好膽固醇。事實上，兩者**是一樣的**。

這個話題涉及專業醫學知識，解釋起來有一點複雜。

簡單的說，就是膽固醇藉著脂蛋白（Lipoprotein），隨著血液傳輸至內臟與身體各處。其中，低密度脂蛋白是指脂蛋白比重低。因此，藉由低密度脂蛋白傳遞的膽固醇，就稱為低密度脂蛋白膽固醇。

低密度脂蛋白膽固醇被細胞或組織正常吸收後，多餘的膽固醇會在血液裡飄盪，久而久之，便在血管壁形成斑塊，成為動脈硬化。因此背負壞膽固醇的惡名。

動脈硬化不應該由低密度脂蛋白膽固醇來背鍋。正確的說法，應是血管壁因為氧化壓力受損，加上低密度脂蛋白膽固醇受到自由基影響，轉化為氧化LDL時趁虛而入。於是，引發血管發炎，讓動脈邁向硬化的不歸路。

另一方面，脂蛋白比重高的膽固醇，也就是高密度脂蛋白膽固醇，能將剩餘的膽固醇回收至肝臟。因此，才有好膽固醇之稱。

雖然，我們的全身上下到處都是體脂肪（白色脂肪細胞）。但根據堆積的部位可以分為三大類：

- 皮下脂肪：皮膚下堆積的脂肪。
- 內臟脂肪：腸繫膜（Mesentery，一種雙層皺摺腹膜，附著於腸子內部及腹腔內壁，用來固定大小腸位置）周遭的脂肪。代謝症候群的診斷標準。
- 異位脂肪：肝臟、心臟或肌肉等堆積的脂肪。

接下來，讓我們解書本書的主題——內臟脂肪。

內臟脂肪的預備軍

為了讓外表看起來年輕、有朝氣，第一步就是從消除鮪魚肚開始。換句話說，就是積極減重，跟內臟脂肪說掰掰。

所謂的肥胖，可根據脂肪堆積方式分為兩大類：皮下脂肪型肥胖跟內臟脂肪型肥胖。

一般來說，女性的皮下脂肪較多，而男性則是容易堆積內臟脂肪。然而，女性在更年期前後因賀爾蒙的影響，也會出現內臟脂肪型肥胖。所以，不論男女，一旦步入中年，且體重逐年增加，幾乎可以歸因為內臟脂肪增加的緣故。

人過了四十歲，運動量無法與年輕時候相比，再加上年齡增長，肌肉量逐漸衰減、新陳代謝低下，助長內臟脂肪堆積。

多數人都沒有意識自己已不再年輕，仍愛吃什麼就吃什麼。結果，脂肪不知不覺越積越多。除了飲食，也需要注意酒精。當肝臟忙著分解酒精時，會囤積無法分解脂肪酸。所以，酒喝越多，越多中性脂肪會堆在體內。

判斷內臟脂肪多寡很簡單。只要測量肚臍附近的腰圍就知道。凡是男性腰圍超過九十公分，女性超過八十公分，就是內臟脂肪型肥胖。

如下頁圖 2-4 所示，在日本，針對四十歲至七十四歲族群的特定健診，除了看腰圍標準，還會加上血脂、血壓或血糖的檢測數值，出現兩項以上異常時、就被列為代謝症候群（脂質異常的診斷標準相同）。

嚴格說來，代謝症候群雖然稱不上疾病，但有引發動脈硬化的風險。堆積內臟脂肪，除了會讓人看起來糙老，更讓健康亮紅燈，成為代謝症候群的一員。

圖 2-4　代謝症候群診斷標準。

堆積內臟脂肪

腰圍

男性腰圍超過 85 公分；女性腰圍超過 90 公分
（內臟脂肪面積：不論男女，超過 100 平方公分就算肥胖）

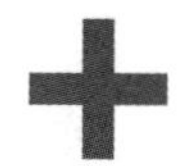

高血脂	**高血壓**	**高血糖**
中性脂肪	收縮壓（最高）	空腹血糖值
高於 150mg/dL 同時／或	高於 130mmHg 同時／或	高於 110mg/dL 同時／或
HDL-C	舒張壓（最低）	糖化血色素（HbA1C）
低於 40mg/dL	高於 85mmHg	高於 6%

代謝症候群

（按：根據臺灣衛福部定義，男性腰圍≧ 90 公分、女性腰圍≧ 80 公分；血壓收縮壓≧ 130mmHg 或舒張壓≧ 85mmHg；空腹血糖≧ 100mg/dL；空腹中性脂肪≧ 150mg/dL；高密度脂蛋白膽固醇，男性＜ 40mg/dL、女性＜ 50mg/dL，5 項中符合 3 項，即代謝症候群。）

回復青春的最佳捷徑

難道白色脂肪細胞只會讓我們發胖嗎？

事實上，白色脂肪細胞會根據需求，將吸收的中性脂肪分解為游離脂肪酸（Free Fatty Acid）與甘油（Glycerol），以維持身體的能量。脂肪對於人體來說，是必需且不可多得的能量。可以說，脂肪細胞等同能量的儲藏庫。

換句話說，白色脂肪細胞掌控能量的儲藏與供給。此外，白色脂肪細胞所儲藏的脂肪也具備隔熱功能，以便維持體溫；或確保內臟位置，避免位移。

近年來，有研究指出，白色脂肪細胞會分泌各種脂肪細胞素（Adipocytokine），以調節身體的運作。

脂肪細胞素有分好壞。

壞的脂肪細胞素可能引發高血壓、糖尿病、高血脂症或動脈硬化等文明病，且是乳癌或大腸癌的凶手；好的脂肪細胞素，如脂聯素（Adiponectin），作用是抑制發炎、提升胰島素的運作以降低血壓，甚至有效預防動脈硬化。此外，還可燃燒脂肪，因此，又稱為瘦身賀爾蒙。

皮下脂肪雖然也會分泌脂肪細胞素，但其產量無法與內臟脂肪相比。

而內臟脂肪，是白色脂肪細胞把多餘的能量以中性脂肪的形式儲存起來，因吸收過多造成的結果。如此一來，就會影響脂聯素的分泌。於是，抑制食欲、預防肥胖的瘦體素隨之減少。

更糟糕的是，當好的脂肪細胞素無法發揮功效時，就會讓腫瘤壞死因子α（Tumor Necrosis Factor-α，TNF－α）或抗胰島素激素（Resistin）蠢蠢欲動，阻礙胰島素正常運作，導致血糖值升高。

換句話說，**內臟脂肪會增加是因脂肪細胞所分泌的活性物質，失去原有的調控功能，讓身體隨時處於高血糖的狀態**。除此之外，不少研究報告顯示，內臟脂肪釋放的各種發炎物質，極可能引發癌症或加速病情惡化。

由此可知，內臟脂肪會刺激血壓與血糖值的升高，使血管受損導致血管老的更快。更糟糕的是，降低胰島素的功效，分泌壞膽固醇加速身體的老化，提高罹患疾病的風險（見下頁圖2-5）。

我之所以主張**剷除內臟脂肪是恢復青春的最佳捷徑**，是因為不論外表或內在都能因此重現青春、有活力的緣故。

最後，向各位分享一則「內臟脂肪關乎壽命」的國外醫學報告。

位於美國明尼蘇達州的梅奧診所（Mayo Clinic），曾於二〇一三年針對一萬兩千七百八十五名十八歲以上的成人進行一項調查。

結果顯示，即便常見的肥胖衡量標準BMI（Body Mass Index，身體質量指數）適中，內臟脂肪型肥胖的受試者，其死亡風險依然高出一般受試者兩倍以上。同時，心血管疾病的死亡風險也高達二・七五倍。

圖 2-5　內臟脂肪是讓內臟與外表變老的元凶。

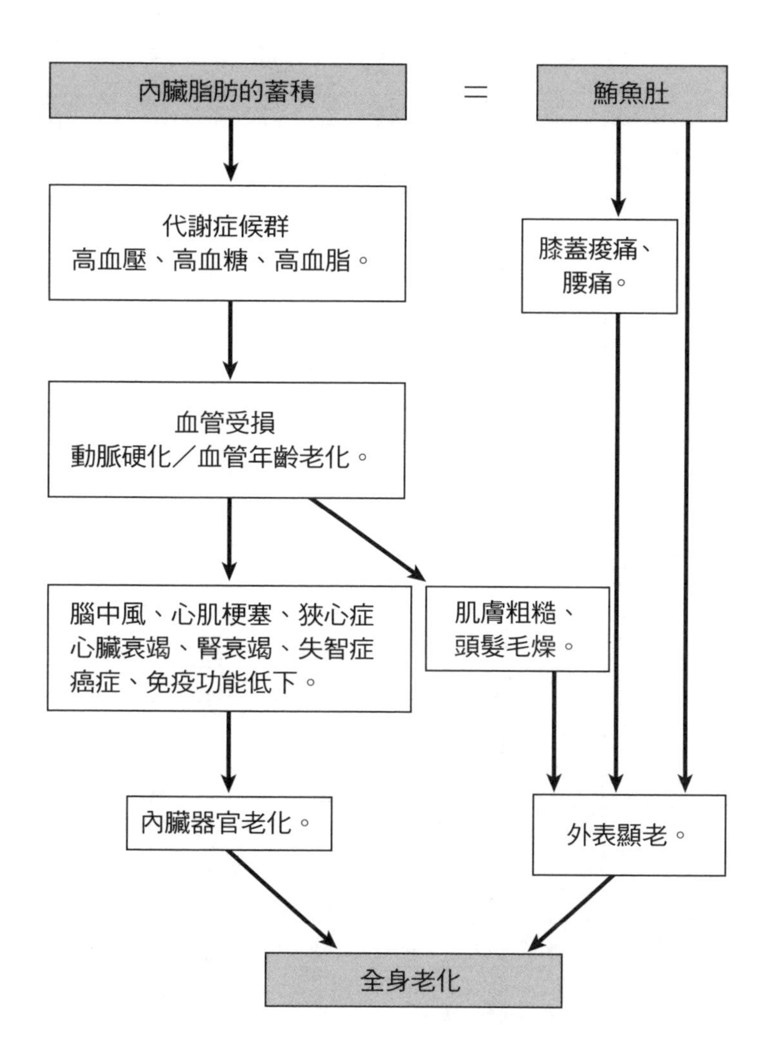

心臟堆脂肪，傷害更大

前文介紹的三種體脂肪中，其中一個是異位脂肪——當內臟脂肪或皮下脂肪吸收不下的脂肪無處可去，便被擠壓到原本不可能堆積脂肪的心臟或肝臟等器官與骨骼肌等肌肉裡。

當內臟或肌肉覆有異位脂肪時，就會引起各種問題、影響健康，如肝臟堆積異位脂肪時，就產生我們常聽到的脂肪肝。

提到脂肪肝，許多人首先想到的是，每天忙著應酬或無酒不歡的族群。但近年來發現，即便**滴酒不沾也可能罹患脂肪肝**。而且一旦脂肪肝惡化，引發肝臟慢性發炎時，就演變為非酒精性脂肪肝（Non-alcoholic Steatohepatitis，簡稱 NASH）。

據資料顯示，非酒精性脂肪肝族群罹患動脈硬化或心肌梗塞的機率，比一般人高兩倍以上，且轉移為肝硬化（Hepatic Cirrhosis）或肝癌的風險，比酒精性脂肪肝高出許多。

另外，當內臟或骨骼肌出現異位脂肪時，就會影響胰島素的功能，提高罹患第二型糖尿病（Type 2 Diabetes）的風險。

異位脂肪的威力還不僅於此，**一旦心臟附著了異位脂肪，血管的傳輸功能會不知不覺降低，進而引發心肌梗塞**。

當心臟附近的異位脂肪將魔掌伸向冠狀動脈（Coronary Artery）等負責心臟血液傳輸的細小血管時，白血球便啟動防禦機制，釋放毒素作為因應。於是，血管就因為這些毒素而發炎，動脈也逐漸硬化。

異位脂肪就像寄生蟲，不知不覺附著於心臟，甚至讓我們喪命。因此，又有外星人脂肪之稱。

而脫離異位脂肪魔掌的最佳對策，就是剷除內臟脂肪。

拯救血管的物質：一氧化氮

內臟脂肪過多會影響血管狀態和血流，可是光靠飲食，絕對無法有效將其剷除，必須配合運動進一步消耗熱量。

事實上，血管內的一氧化氮能有效促進血管重拾青春。具體功效如下：

- 擴張血管，促進血流順暢。
- 維護血管的彈性與活力。
- 降低血壓。
- 修復受損的血管。

由此可見，一氧化氮扮演極其重要的角色。

而**運動能有效刺激一氧化氮分泌**。

我們活動身體時，會消耗體內蓄積的氧氣與養分，所以人體為了補充肌肉所需的能量，於是提高心跳數，傳輸更多的血液。此時，肌肉便釋放出活性物質緩激肽（Bradykinin，能使血管擴張），並促使血管內側的內皮細胞分泌一氧化氮。

因此，若想剷除內臟脂肪，防範血管受損，就動一動身體，刺激細胞分泌一氧化氮，如此一來，**不論年齡高低、血管狀況多麼糟糕，都能恢復其彈性與活力**。

所謂的動一動，並不表示一定要拿著網球拍在球場跑來跑去，或到健身房重訓。其實很簡單，例如**短時間跪坐然後站起**就可以了。類似這種血流經施壓又獲得解壓的刺激，正是**促進一氧化氮分泌的最合適強度**。

此外，活動肌肉不只有效加速血液的流動，還擴張動脈，所以改善了手腳末梢的血液循環。甚至讓靜脈與淋巴的血流，或淋巴液傳輸更順暢。不時動動身體，不僅是一石兩鳥，說是「一石三鳥」或許更貼切。

順帶一提，還有一種方法能刺激一氧化氮的分泌，那就是悸動的心情。

第一章曾提到，外表年不年輕，其實跟情緒也有關。心裡小鹿亂撞、期待好事成真……當人產生正向心情時，交感神經下達指令讓血管收縮；一旦心情放鬆，換到副交感神經出場，讓血管擴張。

總而言之，悸動就如同我們跪坐時受到的刺激一樣。等起身後，血流舒緩，便啟動分泌一氧化氮的開關。

老當益壯全靠肌肉量支撐

年齡越大，越需要確保肌肉量。因維持適當的肌肉量，除了有益血管健康，還有利於保持正確姿態，讓人看起來神采奕奕。不僅如此，為不讓肌肉流失太快而動一動身體，能消耗體內多餘的醣類與脂質，避免堆積內臟脂肪，且維持新陳代謝功能，自然不容易發胖。

老年人常見的倦怠、走路不穩、膝蓋痛或腰痛等困擾，大多是因為肌肉量減少，導致體力或運動能力低下。有時還會因肩頸僵硬而頭痛，或胃部受到壓迫導致胃酸逆流，造成起胃灼熱（Hearthburn）等（按：肌力較弱，內臟就容易下垂，其功能也因此減弱）。

不過，只要加強肌肉量，便能改善這些慢性的身體不適。事實上，加強肌肉量沒有我們想像中那麼難，如隨時注意抬頭挺胸，便會動到肌肉，算是比較和緩的重量訓練。

當身體有足夠的肌肉量，就不會覺得活動身體很辛苦。於是，走起路來颯爽有力，爬樓梯也不會氣喘吁吁。

在這個號稱百年人生的時代，對高齡者而言，最嚴肅的課題莫過於肌少症（Sarcopenia）與衰弱（frailty）。兩者都對肌肉衰竭有莫大的影響。

肌少症，是指因年齡增長導致肌肉量減少，且肌力低下的症狀。不但影響日常生活中的基本動作，像是走路或起立等。嚴重時，甚至容易跌倒，需要有人在一旁看護。

而衰弱則是指因年齡增長，導致身心疲累的狀態。其影響是生活品質低下，增加罹患各種併發症的風險。另外，肌少症也可以視為衰弱的原因之一。

健康且長壽的人生需要肌肉支撐，為了維持肌肉量，最好的方法就是盡可能的活動身體。飲食方面，則是攝取充分的蛋白質，使身體運作更加靈活。長久下來，皮膚與髮質也會變得有光澤、透亮。

蛋白質對於人體到底有多重要？其實看市面上的商品，開始標榜「含〇〇克蛋白質」就知道了。但必須注意的是，**人體無法儲存蛋白質，所以並非有吃就好。重點在於一天三餐均衡的攝取**，特別是早餐更是不可或缺。

有心剷除內臟脂肪的減重族，補充足夠的蛋白質是成功減重的關鍵之一。富含蛋白質的食材有肉類、魚類、蛋品、牛奶或優格等乳製品。其他像是大豆、納豆或豆腐等豆製品也是不錯的選擇。特別是**大豆含有的植物性蛋白質，是優質的蛋白質來源**。

肉類的動物性蛋白質當然也是攝取的來源之一。可是，動物性蛋白質避免不了脂質。因此，攝取動物性蛋白質的重點在於適度與適量，可搭配豆製品等植物性蛋白質，達到雙效與長久的效果。有關豆製品的攝取方法，會在第三章說明。

近年來，因為疫情影響，大家不得不窩在家裡，減少活動機會，甚至缺乏運動。針對這個大環境的趨勢，我在第三章分享日常生活中也能鍛鍊肌力的方法、聰明的飲食方式、活動身體的訣竅等，提供各位的參考。

血管回春術秉持不勉強、不忍耐原則，因為沒有負擔的持續練習，才是成功的關鍵。

第二章總結

- 血管老化直接影響外表與壽命。
- 過度攝取醣類或肉類、睡眠不足、呼吸能力衰竭或壓力等，都可能造成血管損傷。

- 堆積內臟脂肪，除了外貌顯老，也加速體內器官老化。
- 恢復青春的第一步，就是剷除內臟脂肪。
- 不論年齡多大，都能讓血管變年輕。
- 足夠的肌肉量才能減少內臟脂肪。

第 3 章

讓血管回春的池谷式法則

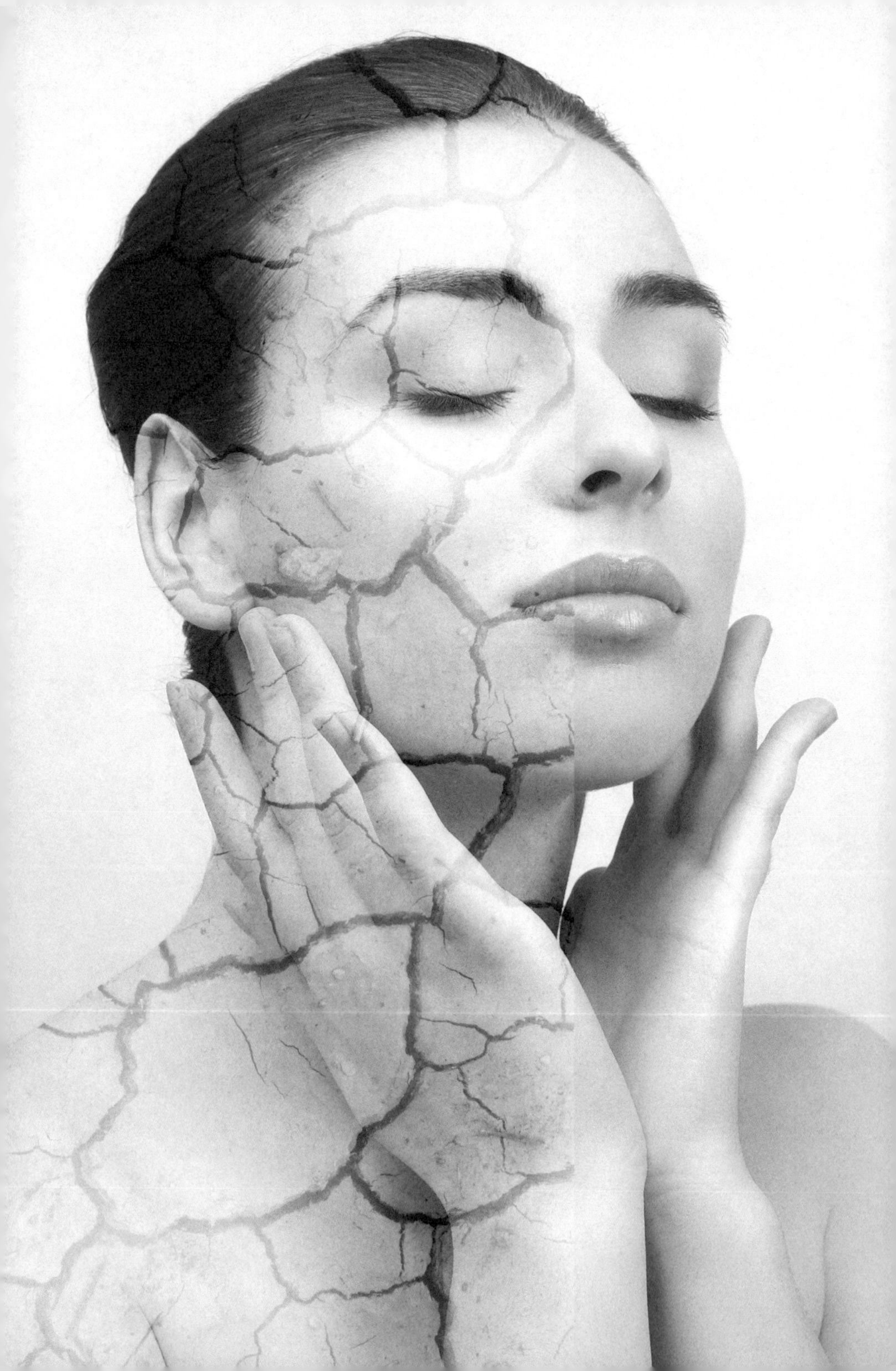

接下來，我要具體介紹血管回春術，這套方法非常簡單，在日常生活中，隨時隨地都可以實踐。

輕醣飲食，削減鮪魚肚

只要持續實踐，人就能變得很有精神，周遭人對自己的評價因此上升。由於不需要健身器材，也不必上健身房，所以省下多餘開銷。我敢拍胸脯保證，這套方法投資報酬率非常高。希望各位在看完第三章以後，能一步一步的練習下去。

血管回春術除了有效剷除內臟脂肪，讓血管年齡減齡二十歲等優點，還有兩大特色：

- 不用嚴格執行飲食限制或節食。
- 不需要做激烈運動或訓練。

事實上，我過去的體型就是三高加二害。挺著鮪魚肚，愛怎麼吃就怎麼吃，完全不在意吃進多少醣類或碳水化合物（醣類＋食物纖維）。問題是，每一公克的醣類熱量有四大卡（kcal），結果我在不知不覺中，被內臟脂肪纏身。

另外，更值得注意的是脂質的熱量（每公克九大卡）比醣類高出許多。攝取過多，同樣可能引起內臟脂肪問題。

然而，人不可能完全不碰醣類，也很難完全吃素。既然如此，各位不妨嘗試後文分享的方法，不但能滿足口腹之欲，還可有效解決醣類攝取過量問題。

●平常吃兩片吐司改一片，減半就是輕醣

正確且健康的飲食，除了能讓血管恢復彈性與活力，更是打造體質的根本。只須牢記兩大基本規則，便能事半功倍。

近年來，減醣飲食成為新一波減重代名詞。那麼，該如何限制醣類攝取量，才對人體最有利？

事實上，醣量攝取量因個人體質或活動量而異，所以很難訂出標準。既然如此，各位不妨循序漸進的從減少飯、麵包或麵食等主食分量開始。例如，平常吃一碗飯，現在就改吃半碗；早餐總吃兩片吐司，今後就少吃一片，這樣就算輕醣。其他飲食方法可以參考一二八頁「早餐試試私房精力湯」，如早餐不吃主食，中餐與晚餐則正常進食，藉此減少醣類的攝取量。

飯或麵包等主食減量，同時增加蔬菜分量，也應注意肉類、魚類、蛋品或大豆等蛋白質的攝取。因為蛋白質不僅是肌肉的主要來源，更有助於強化血管、調整正確姿態與增加身體的靈活度。

除了主食與甜食，其他像是玉米、甘藷類（馬鈴薯、番薯、芋頭）、蓮藕、南瓜、栗子、蠶豆、小豆與水果（香蕉、哈密瓜、葡萄或柿子）等含醣量較高的食材，都應該避免吃太多。

若哪一天不小心破戒，也無須緊張。你可以少吃一客下午茶，或小酌時只吃毛豆，甚至第二天乾脆實踐斷醣飲食作為補救。簡單說，就是以一天或一週為單位，適時調整攝取熱量。

●預防血糖飆升，用餐先吃豆蔬類

堆積內臟脂肪會影響胰島素運作，導致餐後血糖值飆升。而高血糖又是肥胖的原因之一。長期下來，會提高糖尿病的風險及損害血管。

預防血糖值飆升的最佳飲食法，就是以大豆或蔬菜為主：用餐時，先吃一小撮蒸大豆、水煮大豆或者一小盤蔬菜沙拉。我會這麼說，是基於大豆主義（Soy First，又稱為第二餐效應〔Second Meal Effect〕，多倫多大學博士大衛・詹金斯〔David Jenkins〕在一九八二年提出的理論）的緣故。先吃豆蔬類能有效預防飯後血糖升高，並維持飽腹感。此外，蔬菜富含食物纖維，尤其是水溶性食物纖維，能減緩醣類吸收，抑制餐後血糖值飆升。

總而言之，不論是早餐、午餐還是晚餐，只要牢記用餐的順序：先吃豆製品或蔬菜，再來是肉類、魚類或蛋品等蛋白質，最後才吃米飯或麵包等醣類，血糖值就不會忽高忽低。

其中，大豆含有豐富的蛋白質，既可補充身體所需，又能達到第二餐效應，可以說是一石二鳥的最佳食材。

減重別餓過頭，吃點杏仁或白煮蛋充飢

空腹，就表示脂肪正在燃燒。若養成餓了就馬上吃東西的習慣，等於剝奪了燃燒體內脂肪的機會。

換句話說，「餓」正是大好時機，若我們至少忍三十分鐘至一小時的飢餓感，就可以讓身體好好的燃脂。當然，空腹很難受，這時不妨喝點水、活動一下身體，如趁機整理房間、打掃家裡等，藉此轉移注意力。

話雖如此，也不必太過勉強自己。假設真的餓到受不了，可以吃點杏仁或

白煮蛋墊肚子（其他吃法見第一四一頁）。

空腹雖然是減重的最佳時機，但所謂過猶不及。餓過頭的話，反而會出現報復性飲食，變得更胖。

隨時隨地順便運動

改善血管狀態並沒有想像中那麼難，也不需要高難度的激烈運動。話雖如此，也不能一動都不動。人體一旦缺乏運動，肌肉會很快流失，進而導致血管僵硬與血流不順，於是加快身體老化速度。

其實，運動不必拘於形式。在我的方法中，主要是「順便運動」，簡單來說就是隨時隨地動一動。

● 運動不用一次做完

大多數人都以為想燃燒脂肪，至少得持續運動二十分鐘以上。然而，最近的研究卻完全顛覆這種概念。研究顯示，**只要達到一定的運動量，不論是花一小時，還是將一小時分成幾小段，都能達到同樣效果。**

例如，上、下樓時，不搭電梯，改走樓梯；打掃家裡時，拿抹布擦地；如廁時深蹲；健走到超商買東西……像這樣，在日常生活中隨時都能順便運動，即使是短短一、兩分鐘，也能積少成多，一天動三十分鐘絕對不成問題。

此外，散步時，時不時加大步伐與速度，更能發揮運動的功效。

● 殭屍操，飯後三十分鐘做效果最好

能將順便運動發揮極致的，莫過於我發明的「殭屍操」（見下頁圖 3-1，實際示範影片，見下方 QR Code）。顧名思義就是如殭屍般站在原地抖動雙腳，放鬆上半身然後左右擺動。

▲ 殭屍操示範影片。

圖 3-1　殭屍操的黃金時段：飯後 30 分鐘到 1 小時。

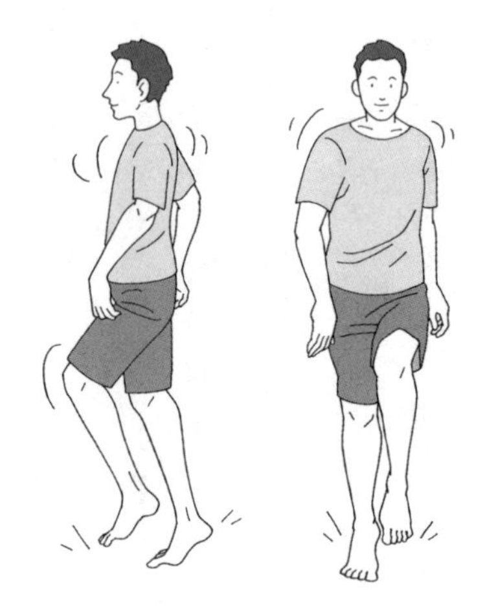

01

站直，腹部出力。像慢跑般在原地抬起雙腳，肩膀左右擺動。手臂放鬆，自然垂擺，維持 1 分鐘。

02

雙手自然擺動，放慢腳步維持 30 秒。動作 1 與 2 為一組，共做 3 組。

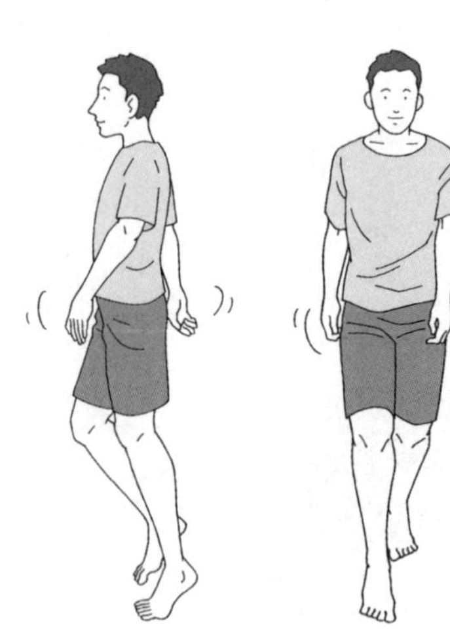

這個動作最吸引人的，是不論是誰都能練習，效果又好。若做的時候腹部出力，還能鍛鍊下半身肌肉。讓全身血流更順暢，舒緩肩頸痠痛等毛病。此外，殭屍操還能放鬆身心，有效消除壓力。

雖說殭屍操隨時隨地都可以練習，不過在黃金時段做——飯後三十分鐘到一個小時，能消耗醣類帶來的熱量，抑制吸收，避免血糖急速升高。三組殭屍操效果等於散步十分鐘，三餐後各做三組殭屍操，運動量相當於走三十分鐘。

運動分成有氧運動（如健走、慢跑或游泳等）與無氧運動（如鍛鍊肌力）。前者透過氧氣消耗脂肪，還能擴張血管，促進一氧化氮分泌，進而降低血管年齡。後者雖無法直接燃脂，但若與有氧運動搭配，也能增加肌肉量，打造不易發胖的體質，同時改善血流。

接下來，我會以一天的生活型態（從起床到睡覺為止），具體說明如何在生活中實踐血管回春術。也會穿插自身經驗，告訴讀者什麼時候，該做什麼。希望各位在審視過去的生活方式後，能提起勇氣，給自己一個重返青春的機會。

寫的、拍的，記錄身體變化

「我明明沒吃什麼，怎麼變胖了？」有些人都曾這麼想。事實上，他們吃的總比自己想像還多。

其實，不論是誰都很難客觀的看待自己。為了避免發生這種情況，不妨記下每天吃的東西。從吃了什麼、吃了多少，所有入口的食物都一一寫下來。這麼一來，就能看見自己忽略的飲食習慣及發胖原因。

除了飲食內容，其他像是當天體重、腰圍，走幾步路、爬幾層樓梯等生活行動，甚至是誰稱讚自己變瘦，都應記錄下來。另外，定期拍照，記錄自己正面、側面與背後，能清楚掌握身體的變化，進而鼓舞士氣與成就感。

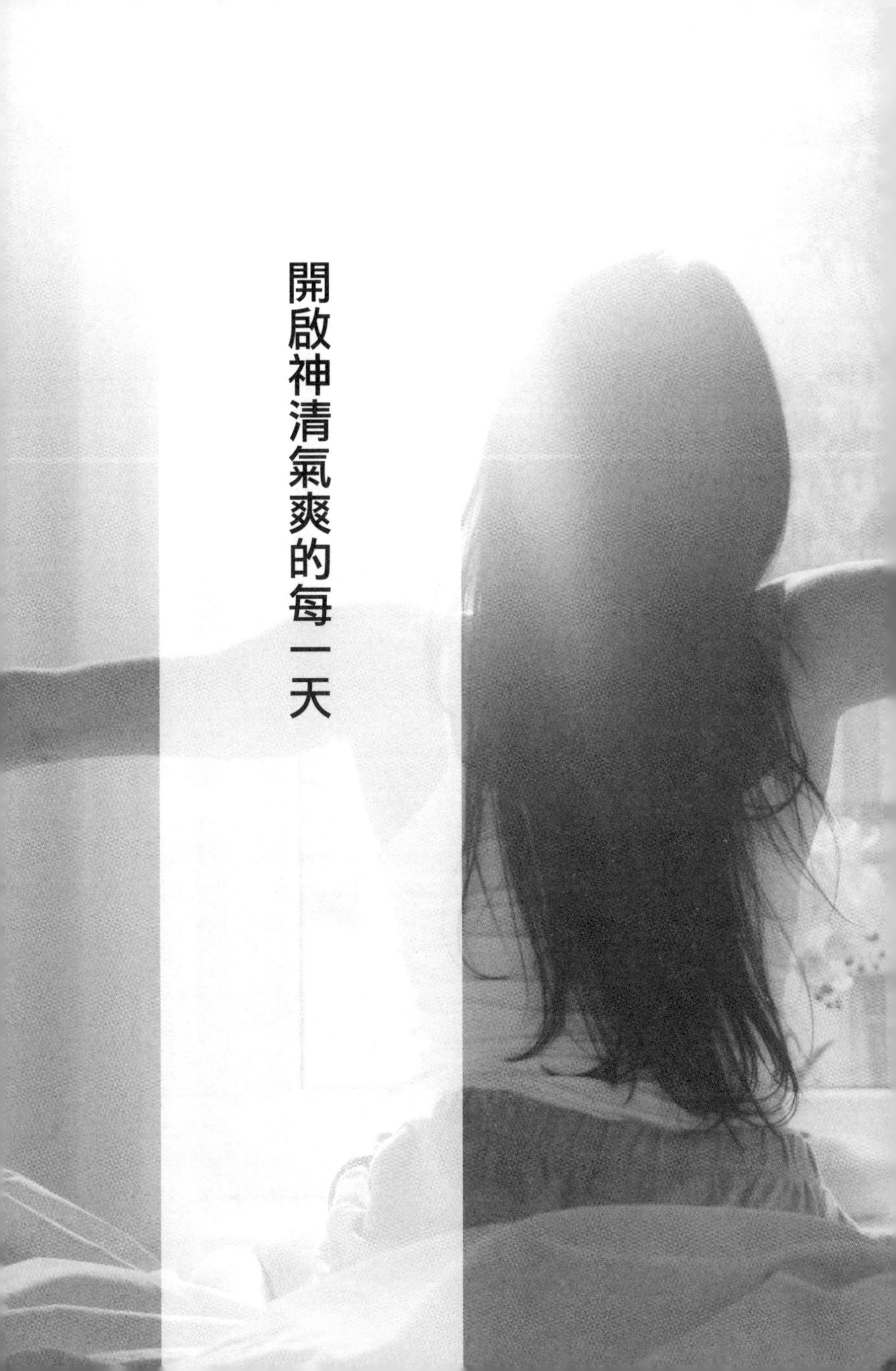
開啟神清氣爽的每一天

起床第一件事：晒太陽

當我們睜開雙眼，沐浴在陽光下，便能自然喚醒體內時鐘。若總睡到快中午才起床，則讓體內時鐘紊亂，進而引起各種毛病與問題。

因此，不論是平日或休假都應該盡可能在固定時間起床。然後拉開窗簾，讓光灑進室內。即使不開窗戶或外出也無所謂，重點在於接受陽光的洗禮。陰天的話，打開日光燈，也有同樣效果。

提到睡眠品質時，人們通常只關心睡前的影響（如晚上喝太多咖啡）。事實上，一日之計在於晨，**睜開雙眼後，才是睡眠品質的關鍵**。

早上別晨跑

不少人為了健康，習慣每天晨跑。其實，**早上並不適合運動**。因為人剛睡醒時，血壓尚在收縮狀態，之後才逐漸上升。試想身體還在暖身，我們卻立刻起來跑步，再怎麼強韌的血管也會疲累。

更何況，起床後一小時或上午時間最容易發生心肌梗塞或腦中風。也就是說，高血壓或高齡者應該避免在起床後的一小時運動。另外，也應盡量避免晨起沐浴。

2

量體重的最佳時機

隨時掌握自身體重相當重要。不過，我**不建議晚上測量**。因為白天多吃一片披薩或多喝一瓶水，都會讓體重增加幾百公克至一公斤。因此，我認為**早上睡醒並上完廁所後，才是量體重的最佳時機**。

另外，管理體重不是等到胖三公斤後再來補救，而應時時注意，稍微增加點重量，就立即採取對策。例如，減少主食分量、控制鹽分攝取量，或少吃一客下午茶等，多餘的熱量會自然消耗掉。

最近市面上的體重計功能越來越齊全，甚至可與減肥或健身等應用程式連結。只要手機事先設定，便能輕鬆管理每日消耗及攝取的熱量。

早餐試試私房精力湯

早上究竟要不要吃早餐，說法向來眾說紛紜。但據研究顯示，**不吃早餐是血管老化的肇因之一**。

美國心臟學會於二〇一七年學刊中指出，不吃早餐者，除了增加罹患動脈粥狀硬化的風險，也容易因高血壓而過胖，或造成易胖體質。由此可見早餐對人體的重要性。話雖如此，這並不代表早上就該吃飽喝足。尤其是成年人切忌過量。只有發育中的青少年才沒有這個限制，應吃一頓豐富的早餐。

成人的早餐重點在於控制主食的分量，並搭配一杯富含食物纖維、維他命與礦物質的蔬菜汁，再來一小杯優格補充蛋白質。

就我來說，早上通常是會喝一杯自製精力湯與吃蒸大豆（見一五七頁的「超商就能買到的超級食物」），或吃無糖優格撒上蒸黑豆。

下頁是自製精力湯的作法。其特色在於除了紅蘿蔔，還添加富含 omega-3 脂肪酸的亞麻仁油或荏胡麻油，而添加特級初榨橄欖油（omega-9），則有助於排便，所以也是不錯的選擇。

如前文所提，蛋白質是肌肉與血管的根本，是三餐必須攝取的營養源。可是，早餐中的蛋白質並不容易獲得。針對此問題，我偏好把蒸大豆（換成黑豆會更好）加進優格裡。植物性蛋白質加動物性蛋白質，是對身體非常有益的組合。

此外，優格中含有的乳清蛋白（Whey Protein）能有效促進腸壁釋放瘦激素——胰高血糖素樣肽 -1（GLP－1）。這是胃腸道賀爾蒙腸促胰素（Incretin）之一，能促進胰臟分泌胰島素，有效抑制餐後血糖上升。

乳清蛋白還能減少飢餓素的分泌，讓身體有飽腹感，控制想吃東西的衝動。

池谷家的私房精力湯

紅蘿蔔：3/2 根（約 250 公克）。
蘋果：1/2 顆。
檸檬：1/2 顆。
橄欖油或亞麻仁油：1/2 ～ 1 茶匙。

作法：
將所有食材（連皮）放入榨汁機後，低速打汁。

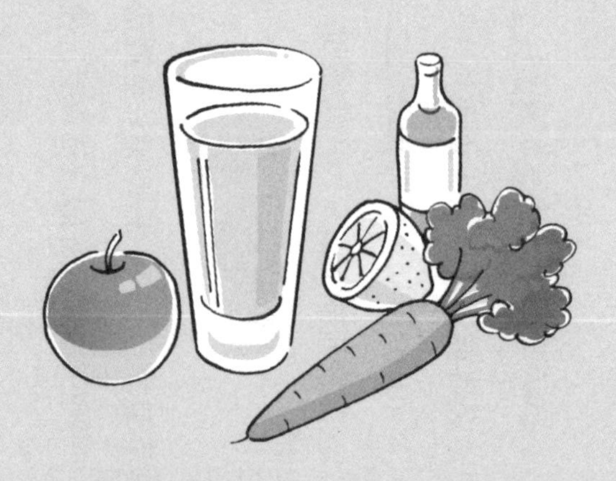

註：撒上些許核桃或杏仁，風味更佳。添加特級初榨橄欖油，則有助排便。

口腔操，改善血液循環

想改善血液循懷，其實我們可以利用刷牙時間，對著鏡子做一做「口腔操」。如下頁圖3-2所示。依照順序大聲發出「啊、噫、嗚」。再伸出舌頭旋動，同時雙手按摩耳垂。

1 啊：鍛鍊嘴部周圍與舌根的肌肉。
2 噫：活動嘴部至肩頸的肌肉。
3 嗚：鍛鍊嘴部閉合時的肌肉。
4 呸：透過旋轉舌頭，促進唾液分泌。

圖 3-2　動動嘴，血流就通順了。

01

張大嘴巴，說「啊」。

02

嘴巴微閉，說「噫」。

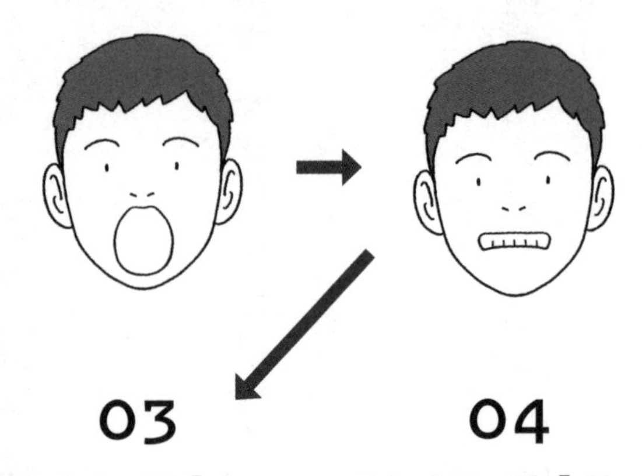

03

向前嘟嘴，說「嗚」。

04

用力吐舌，說「呸」並左右上下旋轉。同時雙手按摩耳垂。

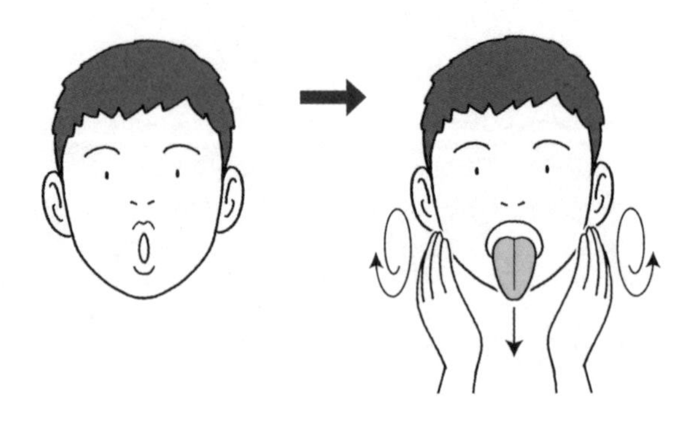

人需要氧氣，而呼吸功能好壞決定氧氣吸入的多寡。為避免呼吸功能下降，重點在於加強唾液分泌。而上述這些動作看似簡單，卻能改善血液循環、平衡自律神經、提高免疫力，與促進分泌類唾腺激素（Parotin）。此外，還能紓解壓力、刺激大腦、改善臉部的鬆弛與下垂。

時常練習口腔操，如利用刷牙時間，對著鏡子做，能鍛鍊嘴部周圍與頸部肌肉，以促進唾液分泌，改善血液循環的同時保健口腔。

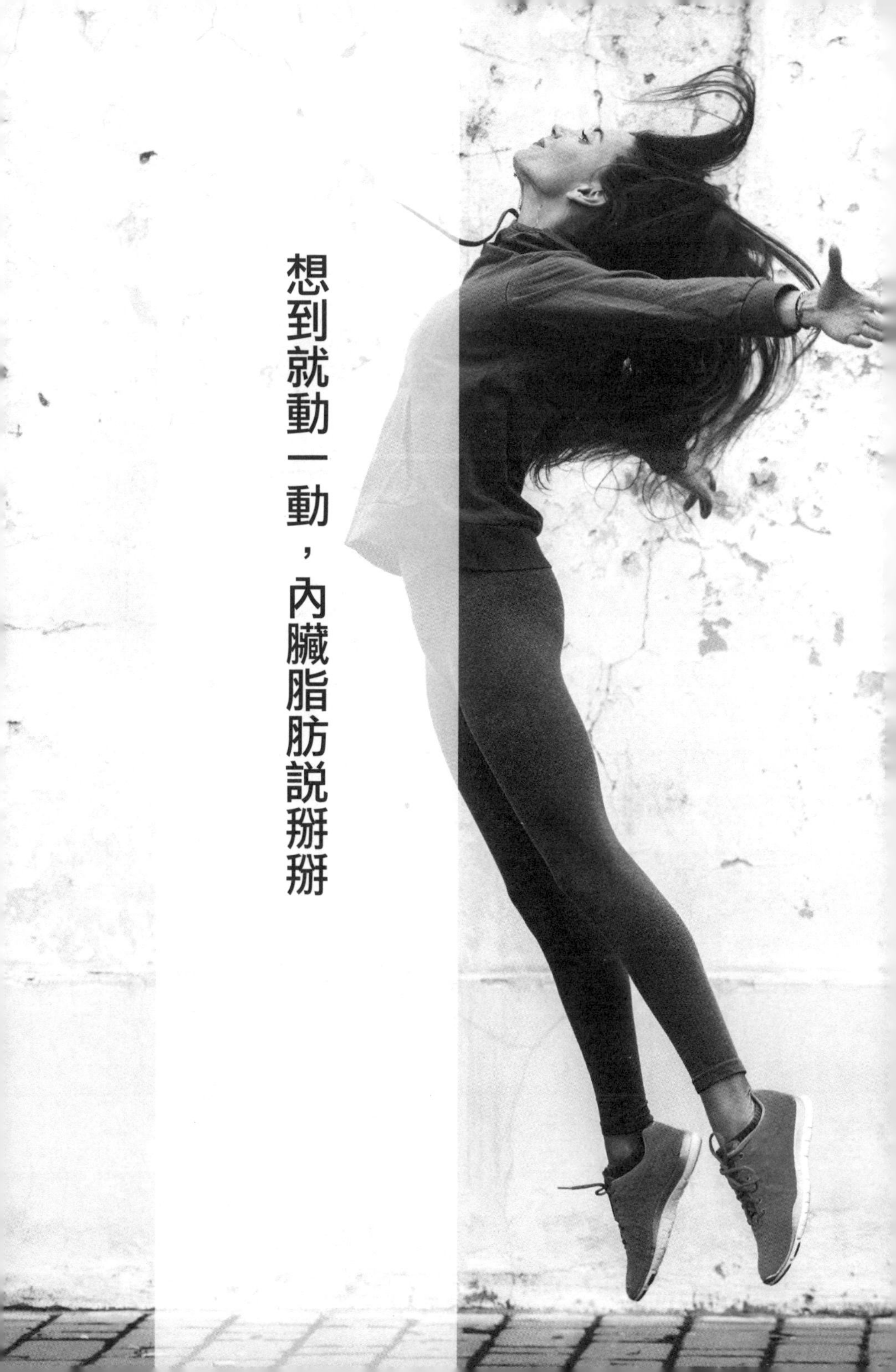

想到就動一動，內臟脂肪說掰掰

5 到超商買午餐，以豆蔬類為主

雖然有不少人認為超商賣的食物不健康，但為了方便，仍到住家或公司附近的超商消費，以解決一餐。

事實上，超商的菜色不是不能買，重點在於懂得掌握吃的順序。例如：

1. 先選蔬菜或豆類。
2. 再搭配一點肉類、魚類或蛋品等蛋白質。
3. 最後，才是米飯、麵包或麵食等碳水化合物。

選擇超商美食時，要以豆類或蔬菜為主，然後依照上述順序享用。

活動量較低的日子，別吃碳水化合物，以免儲存過多熱量。這時，低脂沙拉是我的首選。因為它裝滿一整盒蔬菜，又有雞肉或水煮蛋補充蛋白質。但對我來說，蛋白質只有這樣並不夠，所以我還會加入一些起司或蒸大豆。

如果冬天喜歡吃一些熱呼呼的料理，蔬菜湯會是不錯的選擇，記得可搭配蛋品或豆腐補充蛋白質。

6 在家料理，選小一號餐具

當人年過四十歲後，用餐時必須注意餐廳提供的分量，因為對於中年人來說，實在太多了。

每個人的食量，因性別、體格、年齡與活動量等個人因素而異。然而，一般餐廳或快餐店的料理設計，多以年輕男性客層為主，分量相對較多。

所以，對久坐辦公室，特別是不愛激烈運動的中高年人而言，選擇以女性為目標客層而設計的餐點（我稱之為淑女餐），反而剛剛好。

餐廳常見的淑女餐一般是主食搭配主菜、副菜，再加上湯品，營養搭配相當均勻。蔬菜量夠，米飯又不多，因此越來越受歡迎。其實，在家料理時，只要用小一號餐具來控制每餐分量，就等同於在外面吃淑女餐。

別單點，從副菜開始吃

不少人因為工作繁忙，午餐習慣來點蓋飯、烏龍麵或拉麵。但問題是這些料理，除了醣類，還是醣類。當然，這麼說並非要各位從此告別蓋飯或拉麵，而是**若想讓自己看起來像是精神飽滿的年輕人，就應少吃這類餐點**。

如果要吃，可搭配沙拉或冷豆腐，避免營養不均。還要記得先吃副菜，或用餐前，先喝瓶豆漿。

另外，**拉麵或烏龍麵的湯汁**也是健康禁區，所以建議**不喝**以免鹽分超標。

7

下午茶吃小點心，八分飽原則

「還沒到晚飯時間，肚子卻餓得咕嚕叫……。」相信許多人都有過這樣的經驗。產生這個想法時，比起忍耐到吃飯時間，結果不小心吃過多，不如先來一份下午茶。

其實，下午茶有不少選擇。如沖泡一杯杯湯或調理湯包，再加上一點蒸大豆或吃低醣食品，如堅果等。當然，也可以吃喜歡的小點心或水果，只要適量、秉持八分飽的飲食原則即可。以下是我的做法：

因為我喜愛甜食，所以雖會提醒自己要低醣飲食，但有時仍忍不住吃餅乾、巧克力，甚至羊羹（按：傳統的日本甜點，通常以紅豆、寒天和糖製成，高糖分）。

我通常會在下午兩點看診前，吃兩塊巧克力，或一、兩片餅乾來解饞。

此外，只要我**下午吃了點心，當天晚餐一定跟著調整**。例如，減少碳水化合物（米飯、麵類、麵包等）攝取量，而且放在最後再吃，藉此平衡下午茶所攝取的熱量。調整分量相當重要。忘了這一步，平時的辛苦就前功盡棄！

只要記得飲食順序，避免餓過頭而暴飲暴食即可。因為再怎麼高效的減重方法，假設過於挑戰人性，終究適得其反，以至於肌肉流失，讓新陳代謝失調。

8

喝豆漿、茶，甩肉成功

其實，**豆漿是午餐或下午茶的最佳飲品**。豆漿的成分就是前文時不時提到的大豆。只不過先前都是說吃大豆（原型），而豆漿則是研磨大豆後的產物。

豆漿雖然沒什麼纖維，卻有豐富的大豆蛋白（Soybean Protein），能有效抑制餐後血糖值。現在市面上的豆漿越來越多樣化。為了苗條健美的身材，最好選擇無加糖跟其他添加物的類型。

若不喜歡豆漿的味道，或認為豆漿就該在早上喝的人，可以用綠茶替代。綠茶含有的兒茶素（Catechin），能有效消除內臟脂肪。

一天攝取五百四十毫克的兒茶素，能消耗一百大卡，相等於慢跑十分鐘。當然，兒茶素含量因茶葉的種類而不同。其中，煎茶是不錯的選擇。準備一個五杯分量的小茶壺，便能攝取五百四十毫克的兒茶素。每天泡一小壺煎茶，想到就喝一杯，輕輕鬆鬆減去一百大卡。

市面上的綠茶也開始標榜兒茶素的功效。沒有時間泡茶的人，可到超商隨手拿一瓶，省時省事。不過，必須注意的是，綠茶含有咖啡因，晚上最好少喝。

9

兩小時設一次鬧鐘，提醒自己動一動

近年來，越來越多企業實施遠端、居家辦公，人們的活動量因此減少，所以，我設計幾款間歇操（見下頁圖 3-3、一四七頁圖 3-4 和圖 3-5 說明，詳細示範影片，見下方 QR Code）。讓大家即便在家工作，也能利用空檔，或休息時間動一動身體。若能搭配一二〇頁的殭屍操練習，效果更好。

如果你一旦開始做事，容易忘了時間的話，不妨利用手機鬧鐘，每兩個小時提醒自己起來動一動。或在洗手間貼寫有「慢速深蹲」的便條紙，提醒自己上廁所也不忘鍛鍊。

▲間歇操示範影片。

圖 3-3　踢腿操：消除鮪魚肚，恢復小蠻腰。

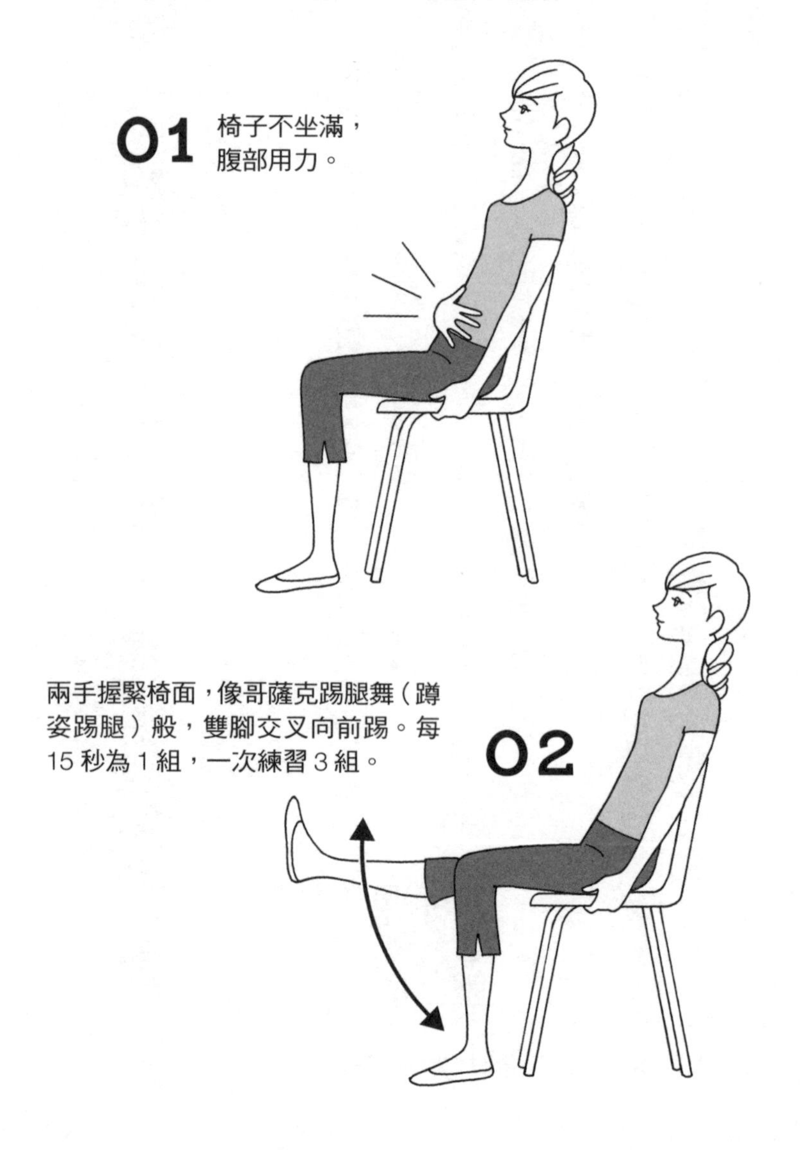

圖 3-4　慢速深蹲：上廁所也能做。

臀部向後，默數 5 秒緩慢坐下，直至膝蓋彎曲。
站起時，也默數 5 秒，緩慢起身。

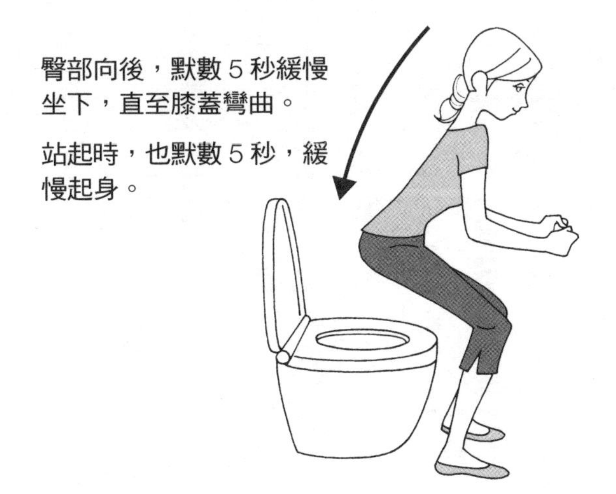

圖 3-5　坐姿豐胸操：舒緩身心。

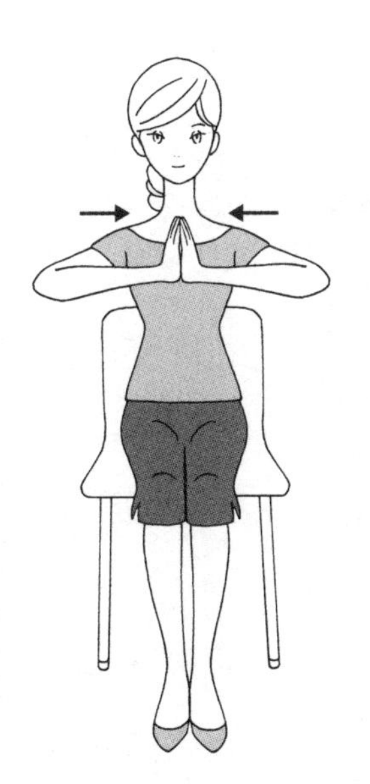

間歇操不拘時間長短，不論是十秒或二十秒都可以。重點在於養成隨時動一動的習慣。但要必須注意的是，一旦感覺身體不適，就不要勉強。記得放慢速度或減少練習次數。

正確坐姿，訓練深層肌肉

以成人來說，人的頭顱約有五公斤，相當於一顆保齡球。

其實，頭部重量也影響姿勢，如下方右圖坐著時，**將整個身體靠在椅背上，會讓肩頸承受頭部的重量，造成肩膀與脖子的負擔**。相反的，如果像左邊圖，伸直背

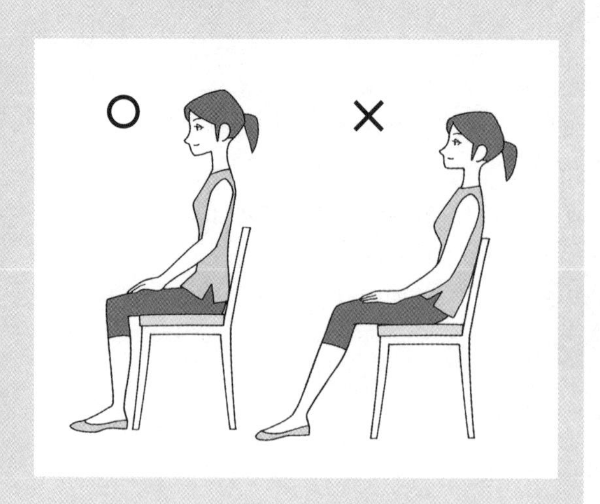

脊，抬頭挺胸，讓肩頸與背部一起撐住頭部，就不會讓身體不適。

因此，當我們坐在椅子上時，記得挺胸、挺直腰桿。

事實上，正確的坐姿有助於鍛鍊深層肌肉（Inner Muscle，亦即軀幹）。特別是久坐的上班族，平時更要注意，藉此提升每天的運動量。

E.T.擺脱操，改善駝背

想要有明星般的風采，其實很簡單。首先，找一面立鏡，九十度轉身站立不動。然後挺直背脊、縮小腹，腹部肌肉出力。同時，像是把背部擠出一條線般，肩胛骨往內靠攏。如此一來，腰不彎、背也不駝了，自然而然的抬頭挺胸。

此時，鏡子映照的正是你二十年前的身影。外出時，請記住這個姿態，然後邁開步伐、自然擺動手臂，這能讓你走起路來颯爽神氣。各位可以不時透過店面的鏡子或櫥窗，確認姿勢與身影是否走鐘。

挺胸會牽動後背、腹部、腰部與下肢的肌肉，也就是說維持這麼動作，就像在做肌力訓練。

近年來，因為科技改變人的工作模式，從面對面會議變成視訊會議，或更多時間使用電腦，讓大家都窩在辦公桌前，導致越來越多人駝背。另外，手機與平板電腦不離身，也會使肌力下降，這些都是外表老化的原因。

駝背會讓人顯老、沒精神。下頁圖3-6介紹的「E.T.擺脫操」，能有效改善駝背，外表年輕二十歲，所以可以多加練習。我在第一章中提過，駝背的樣子讓人聯想到外星人，所以才會以E.T.命名。

這套運動坐在椅子上就能練習，不妨利用工作空檔或休息時間動一動。如果能搭配間歇操一起練習，效果更好。只要持續下去，背脊自然伸直，讓人看起來越來越有精神。

圖 3-6　E.T. 擺脫操，駝背不見了。

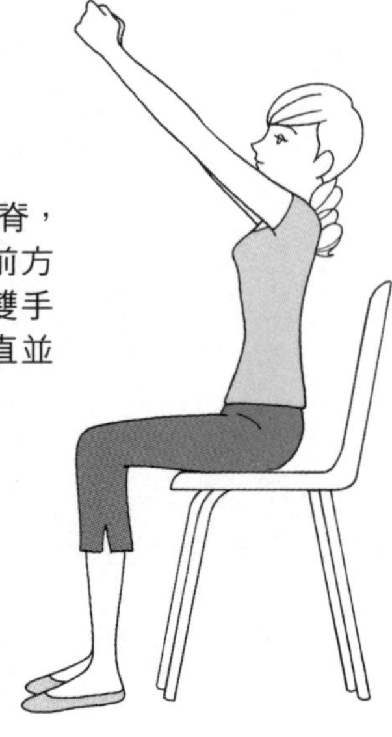

01

坐在椅子上，伸直背脊，縮小腹。眼睛看斜前方約 5 層樓的高度。雙手抬起，往斜前方伸直並緊握拳頭。

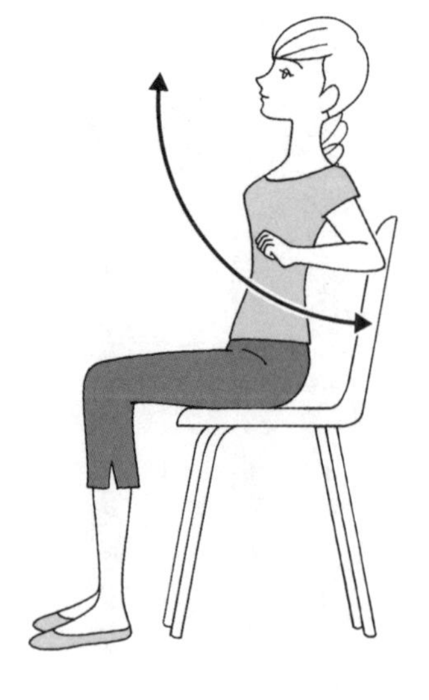

02

雙手如同划船一般，手肘緩慢向後擺動，肩胛骨靠攏。動作不能太快，而是放慢速度，盡量往後拉，一組做 10 次。

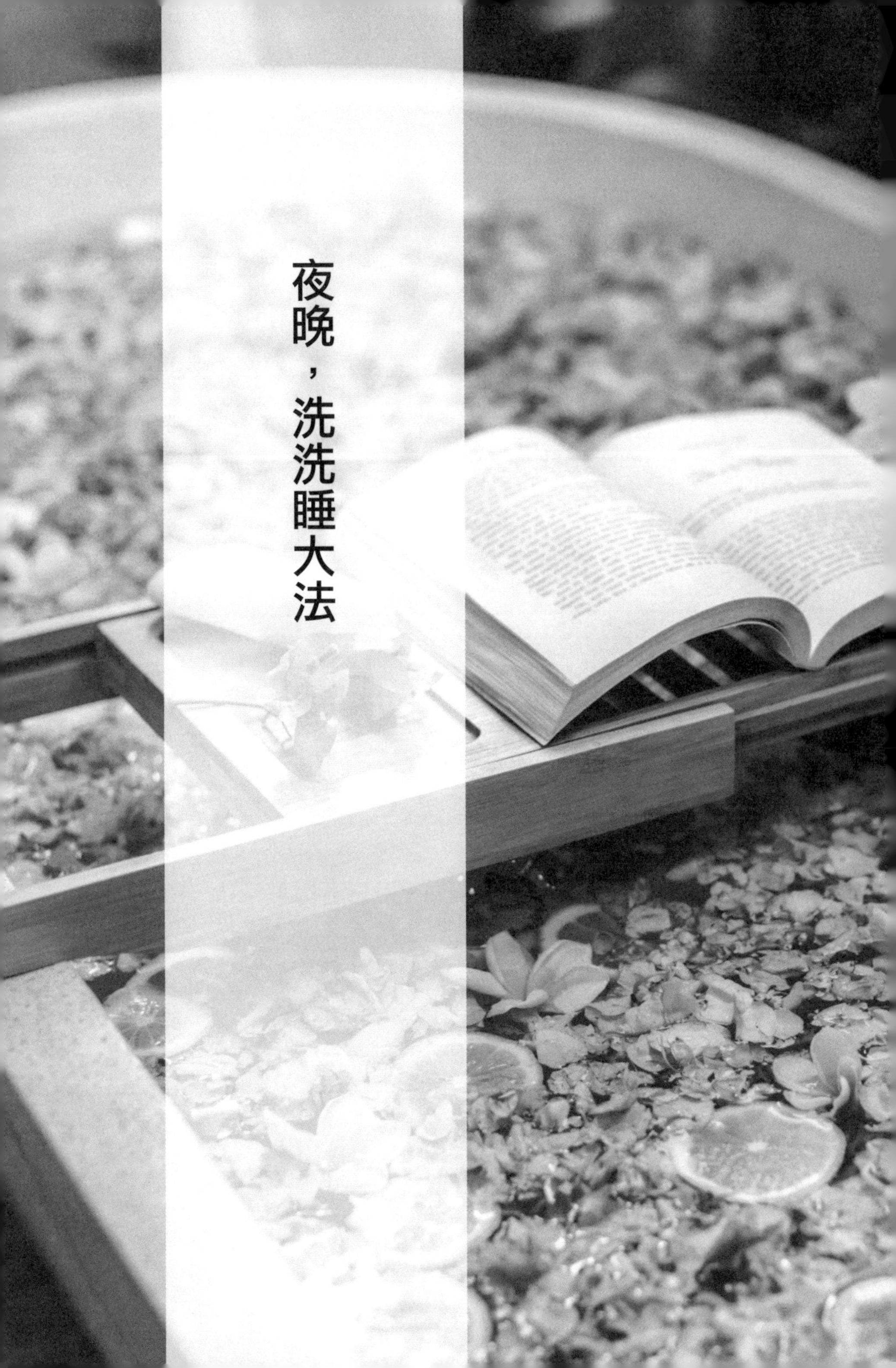

夜晚，洗洗睡大法

花椰菜，燃燒脂肪首選

想抑制身體發炎，最好一天吃一次魚。分量無須太多，約巴掌大即可。特別是晚餐，建議以魚為主，偶爾吃肉食料理。**若遇到過敏或皮膚發炎時，更應該避免各種肉類，盡可能多吃一點魚**。

另外，蔬菜因含有豐富的纖維、維他命與礦物質，也應該多加攝取（盡量選用當季蔬菜）。透過搭配不同蔬菜，確保養分更加均衡。

其中，又以花椰菜為餐桌的首選。冬季到春季雖然才是花椰菜的採收期。不過，因為農業技術發達，一年四季都有販售。在我家，幾乎每天都會吃花椰菜。

花椰菜與高麗菜、大頭菜、小松菜等同屬十字花科。這一類蔬菜富含異硫氰酸酸酯（Isothiocyanate）之一的蘿蔔硫素（Sulforaphane）。

蘿蔔硫素不只抗發炎、抗氧化，還可預防癌症。近年來，更有醫學報告指出，十字花科蔬菜會刺激白色脂肪細胞轉化為褐色脂肪細胞（brown adipose tissue），促進脂肪燃燒。

其中，又以青花菜芽（Broccoli Sprout，還沒有長大的花椰菜）的含量最高。搭配沙拉或湯品撒上一小把，既簡便又營養。

除了蘿蔔硫素以外，花椰菜還含有維他命C、E、K、葉酸、鉀與鎂等豐富的礦物質。為了避免這些寶貴的養分流失，建議採用微波或清蒸的方式替代水煮。

日常飲食除了多魚少肉以外，也必須注意鹽分。尤其愛好重口味的人更要留意攝取量，以免引發高血壓，造成血管的負擔。

日本高血壓學會建議，每天**攝取食鹽**最好低於六公克。但我認為這個分量偏低，**一天不超過八公克比較合理**。不過，不論是六公克或八公克，無須嚴格計較。重點在於，如果覺得某餐鹽分可能超標，下一餐吃淡一點就好。

12 超商就能買到的超級食物

說到剷除內臟脂肪、維護血管的健康，我現在要介紹的三種食材，除了保健效果高出一等，超商或超市就可以買得到，還可以久放。

●大豆：跟沙拉、優格一起吃最好

大豆是優質的蛋白質來源，富含食物纖維、維他命與礦物質，能有效抑制血糖。除此之外，有些動脈硬化是因鈣質不足引起，所以經常食用大豆能補鈣，就能預防動脈

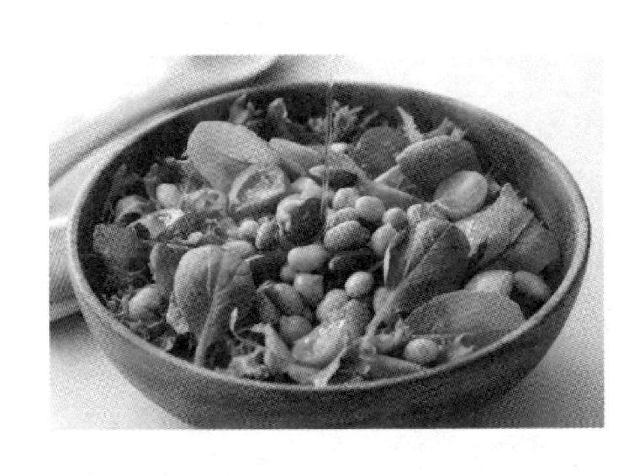

硬化。

近年來，超商或超市推出不少煮熟的蒸大豆，只要開封就能搭配沙拉、優格或湯品一起享用，省時省事又美味。其他像是豆腐、豆渣與豆漿等豆製產品也越來越多。例如，引起熱烈討論的大豆肉（Soy Meat），就是利用大豆推出各種類似肉食的商品。讓消費者不吃肉，也有吃肉的幸福感。

● 鯖魚罐頭：最簡單的脂肪酸補充法

有些人雖然知道吃魚對身體好，但想到要自己料理及後續清理，就開始嫌麻煩，即使想吃，也毫無幹勁。

其實，有一個簡單的解決辦法，就是吃原味的「鯖魚罐頭」。原味罐頭因為不添加調味料，所以各種料理都適用。連罐頭裡的湯汁都很珍貴，既能輕鬆攝取EPA與DHA，又能補充蛋白質。

●糯麥：米飯控的必備品

對於喜歡吃飯的人來說，糯麥（Pearl Barley）是非常好的選擇。

糯麥是大麥的一種，含有維他命、礦物質與蛋白質等，營養豐富均衡。其**食物纖維是白米的二．五倍，但熱量卻只有白米的一半**。口感粒粒分明又彈牙，好吃又有飽足感。

糯麥除了可以代替白飯當作主食，添加在沙拉或湯品裡也不錯。如果不想自己買來煮，市面上也有即食或冷凍的商品，方便且省事。

因為咖哩熱量高（醣類與脂質都很多），所以我家煮咖哩飯時，習慣用糯麥或蒸大豆替代白飯，以減輕身體負擔。這兩種食物的口感完全不輸白飯，跟任何料理都百搭。

另外，與其吃咖哩飯，咖哩湯更適合減重與健康。因為咖哩湯用的小麥粉較少，醣類與熱量就不會太高。

適量小酌，預防心血管疾病

不少人會說鮪魚肚是啤酒害的。

清酒、啤酒或葡萄酒等經過發酵的釀造酒中，確實含有醣類。只是含量並沒有我們想像中來的多。

長期以來，喝酒總被冠上有害健康的印象。但根據研究報告顯示，適量小酌，罹患腦梗塞的機率更低，也有助於預防心血管疾病。也就是說，只要不過量，喝酒並不等於危害健康。

要注意的是，小酌不代表每天都喝，沒有任何科學根據證明酗酒有利健康。啤酒雖然醣類含量不高，但喝多了一樣會有鮪魚肚。

酒不是不能喝，重點是要適度、適量。例如，喝一杯（視酒精濃度而異）淺嚐即可，並且每週至少設定一天休肝日（不喝酒），讓肝臟恢復元氣。如此才能在微醺中享受人生。

順帶一提，日本高血壓學會在高血壓治療指南中，建議男性每天的飲酒量以一小瓶（五百毫升）啤酒、一合瓶（一百八十毫升）清酒、約半合瓶（九十毫升）的燒酒或兩杯（兩百四十毫升）葡萄酒為宜。女性則減半。

殭屍操，偷吃步運動

殭屍操適合飯後的三十分鐘至一小時以內練習。特別是吃完晚餐以後做一做，效果更明顯。因此，我戲稱為「偷吃步運動」。即便不小心吃多了，只要動一動身體，消耗熱量，吃了就等於沒吃。

練習時間可以視情況延長。如朋友聚會吃大餐，回來後就趕緊練習十到十五分鐘。讓身體回到沒吃進熱量的狀態。放首音樂，讓殭屍操更有韻律，或者邊追劇邊練習，一下子就做完十五分鐘。

半碗白飯，減少熱量攝取

有些人即便硬撐，也要吃完餐桌上的料理，殊不知這麼做會讓血管老化。其實，有其他方法不浪費食物，像是盤子小一點、煮少一點菜等。多餘的分量可用保鮮盒裝起來放在冰箱，下次再吃。

外出用餐時，就對店家說「半碗白飯」、「不用麵包」，就能避免剩餘飯菜，以至於陷入吃或不吃的糾結。

我雖然十分注重保養，但其實都會把餐廳的套餐全部吃完。不過，為了享受盛宴，我會從早上就做好準備。如早餐只喝一杯精力湯，午餐則是蔬菜湯或沙拉，減少攝取熱量。

只要一天攝取與消耗的熱量達到平衡，就不必擔心和好友聚餐會吃過頭。

讓身體熱起來，一夜好眠

泡澡有很多好處，如能暖和身體，讓血管擴張，血流因此更順暢；促使一氧化氮分泌，修復血管的細胞。另外，泡澡有助於控制夜間血壓。

泡澡不宜過早或過晚，**睡前兩小時最適宜**。當泡完澡後，身體表面的熱度逐漸散去，直到深層體溫恢復為止。散熱過程持續兩小時，讓人昏昏欲睡。這就是為什麼泡澡後可以一夜好眠。

美國德州大學針對泡澡與睡眠的關係，做過多項研究，發現睡前的一、兩小時泡熱水澡（攝氏四十度到四十二．五度）的睡眠品質最好。不僅有助於入睡，一早起來更是神清氣爽。

人們以往認為洗澡時熱水最好維持在攝氏三十八度到四十度左右，以免血壓急速升高。但近年來，新的研究報告指出，四十二度的熱水反而有助於血管減齡。但高血壓的人必須特別注意，因為四十二度的水溫可能使血壓升高。

綜合以上的論點，我推薦的**泡澡水溫是四十度到四十一度**。**泡十分鐘更容易入睡，有效瘦小腹，還能提高血管的功能**。晚上泡澡，療癒辛苦的自己。

抽不出時間或習慣沖澡的話，不妨做半套殭屍操。殭屍操的暖身效果不輸泡澡，同樣能讓身體由外到內熱起來。

泡進浴缸前，先沖熱水

泡澡時，**最忌諱的就是急匆匆的踏進去**，因為這樣容易讓血壓急速上升。

正確的做法是先舀一、兩瓢熱水暖暖身，調整氣息，接著身體浸在浴缸裡，習慣熱水的溫度。

這個時候，先長呼一口氣，讓身體放鬆，預防血壓上升。

泡完澡後，也別馬上站起來。因為這麼做容易因為貧血而跌倒，甚至嚴重受傷。正確方法是臉朝下，腰與雙腳微彎，慢慢踏出浴缸。

16

快眠操，一覺到天亮

人的深層體溫下降，而手腳或臉部等表面體溫上升時，最有利於睡眠。

有時候即使泡了澡，到了休息時間仍睡不著，在床上翻來覆去，強迫自己入睡，依舊很有精神。

此時，不妨嘗試我自創的快眠操（見下頁圖3-7），這個動作能促進體內停滯的血液流動，讓手腳末梢得到血液供給，不再冷冰冰，而深層體溫也能藉此下降。

睡前做個兩、三次，自然一覺到天明。

圖 3-7　快眠操，讓你一覺到天亮。

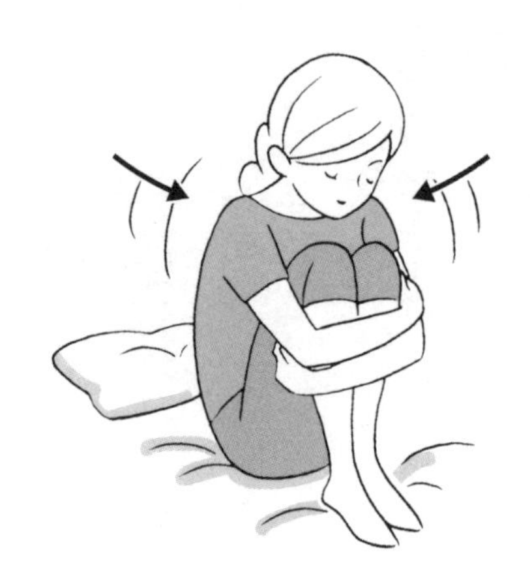

01

坐在床上，雙手環抱膝蓋後，用力抱緊雙腳，維持 20 秒。

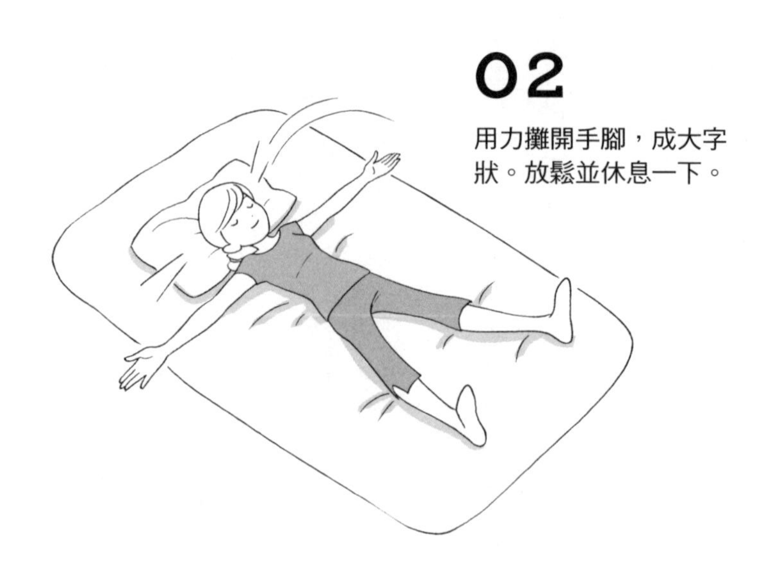

02

用力攤開手腳，成大字狀。放鬆並休息一下。

睡前不喝水，晚上不頻尿

有些人習慣睡前喝水，可是這麼一來，半夜容易醒來上廁所，進而影響睡眠品質。

睡前喝水不僅容易半夜頻尿，迷迷糊糊的走去廁所時還可能跌倒。特別是冬天，因為溫差導致血壓上升，更要注意。

雖然睡覺時，人體也會因出汗而流失水分，但還沒有到脫水的地步，無須太過緊張。若真的口渴的話，喝一口水潤潤喉也無所謂。只要不是牛飲即可。

早晨起床後，才是補充水分的最佳時機。

前一天先決定睡覺和起床時間

充足睡眠是保持年輕的關鍵。

有些人一忙起來，就顧不得休息，寧可少睡一點。然而，從健康觀點來看，越忙越需要睡眠。

為了確保有足夠的休息時間，可以先規畫隔天的行程，想好幾點就寢、幾點起床。然後，再安排工作或休閒娛樂。如此一來，就不怕睡不飽。假設遇到非得熬夜的時候，可利用下午小睡十到十五分鐘。

隨著年紀增長，人變得睡不久或淺眠。即便身體健康的中高年族群，睡眠時間與年輕時相比，明顯較少。此外，半夜也會醒一、兩次，或一大清早就醒。

話說回來，每個人需要睡多久是因人而異。即便只睡五、六個小時，或一晚醒兩、三次，只要第二天精神飽滿，就不必太過擔心。

相反的，如果隔天昏昏沉沉，就必須多加注意。覺得自己睡眠不足或睡眠品質不好時，不妨重新設定體內時鐘（見第一二五頁）；泡澡，舒緩身心（見第一六四頁）；或做快眠操（見第一六七頁）。

如果這些方法都沒用，那可能是罹患睡眠呼吸中止症。最好及早就醫，找出病因與解決對策。

開心過生活的能力

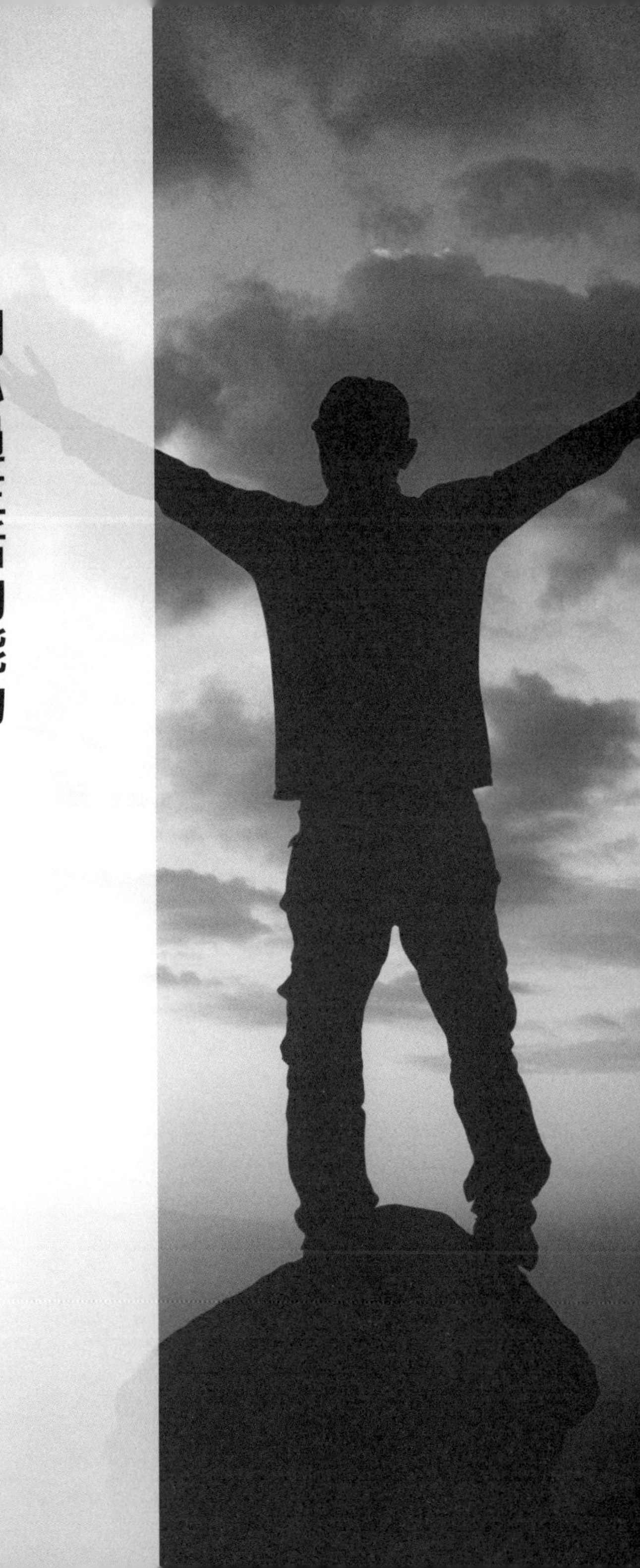

18

結交嘴甜的朋友

本書最後將分享如何做心理建設。希望各位能自我激勵，每天毫無壓力、積極正向的練習回春術。

我在看診時，不時稱讚病人，提高他們接受治療或改善生活習慣的動力。例如，「你瘦下來後，整個人都不一樣」、「現在的你看起來年輕又帥氣」。當然，我的讚美都發自內心，並非場面話。

人上了年紀後，便聽不太到別人的稱讚。因此，多交一些嘴甜的朋友，常聽一些令自己開心的話，自然充滿正能量與幹勁。

當家人或親朋好友變得年輕、好看時，我不僅替他們高興，也會產生「不想輸給他」的念頭，隨著他們一起勤練這套方法。對我來說，和他人一起練習、相互鼓勵，重拾年輕與活力，才是血管回春術的最高境界。

19 要輕鬆做，絕不勉強

你**不必完全按照本書說的做**，關鍵在於量力而為。

可是，責任感較強或追求完美的人，通常會陷入一些迷思，凡事都應全力以赴。這類人習慣什麼都攬在身上，當不盡人意時，便覺得是自己不夠努力而自責。加倍努力後，結果又不如預期，變得更加自責，因此陷入惡性循環。

對自己要求越高，越容易壓力纏身。當壓力到達臨界點後，不少人像洩了氣的皮球般，再也提不起幹勁。

事實上，日常生活也是同樣的道理。若把自己逼得太緊，反而適得其反。

如果知道自己屬於這種類型的話，可試著先從刪減部分手上的事開始，例如從十項減到六項。漸漸的，你會發現有些事不用自己出馬，一樣能順利進行。

本書介紹了二十二項法則，各位不妨**以輕鬆的心情**，**選擇一些適合自己的**，**在能力範圍內嘗試**。

回春術的宗旨，是練習要輕鬆且有樂趣。即便每天只做一、兩項，也沒關係，只要持續努力，就相當了不起！

20 生氣對血管不好

人際關係是讓人們容易負面思考的主因之一。每個人或多或少都可能因為看不慣家人、同事或客戶的行事風格，而感到不快。此時，**最好的紓壓方法**就是認清事實，**別試圖改變對方**。

在這個世界上，我們能改變的只有自己。人無法掌控他人的行徑，所以與其寄望於無法改變的事實，讓自己崩潰，倒不如改變自己還比較省事。

例如，對缺乏時間觀念的人罵：「不能準時一點嗎？」或對不懂斷捨離的人說：「房間亂七八糟！」不如換個心態想：「沒辦法，就是有這種人」，讓自己心情平穩一些。

我會這麼說，是因為**憤怒會讓血管老化**。人生氣時，血壓會立即上升、心跳加速。除了血管，也會對心臟或大腦造成嚴重負擔。若控制不了情緒，呼吸功能便無法正常發揮，變得急促、淺短，整個人更煩躁不安。

為了不讓情緒暴走，各位讀者可以試試腹式紓壓呼吸（見下頁圖3-8），藉此平緩心情。

圖 3-8　腹式紓壓呼吸：放鬆肌肉、平穩情緒。

01 坐在椅子上並伸直背脊，雙手放在肚臍下方。用鼻子吸氣默數 4 秒，用力頂出腹部，閉氣 2 秒。

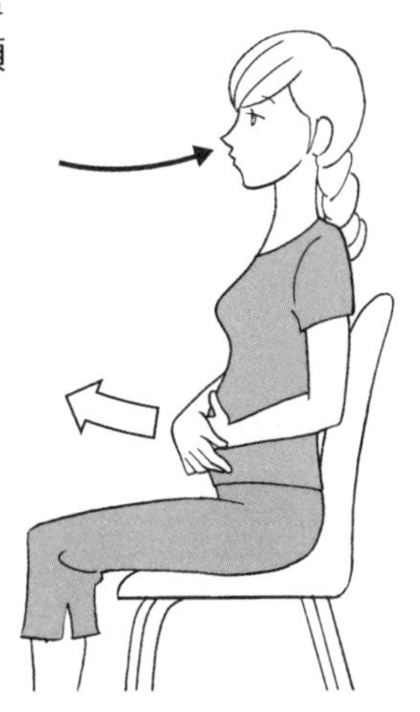

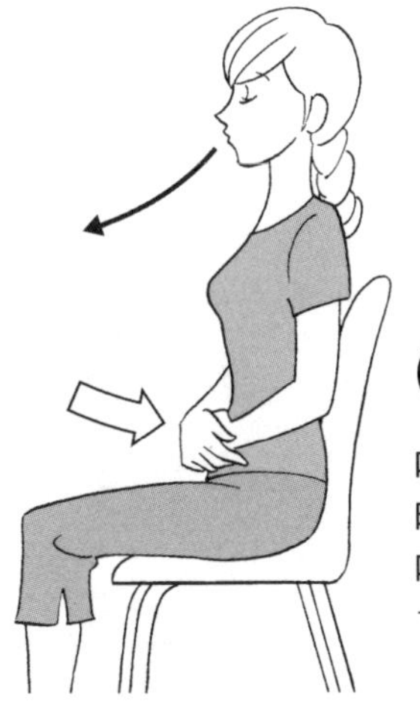

02

吸氣時，身體向後，伸直背脊；吐氣時，身體前傾的話，效果更佳。
噘嘴吐氣默數 8 秒並縮回腹部。動作 1 與 2 為一組，做 2 到 3 次。

21 寫不安、寫憤怒，笑容就多了

當腹部紓壓呼吸與殭屍操，都無法抑制抓狂的心情時，不妨用便條紙來宣洩壓力。例如：

「我為什麼生氣？」

「對方做了什麼？」

「當時自己的心情如何？」

將心中所想一一寫下來，幫助自己釐清思緒。或許有些人習慣用手機的筆記功能，但我還是建議用筆與紙來試。因為書寫更能讓自己冷靜、客觀思考，心情也會逐漸平穩。

之後重新確認一遍自己寫下來的內容後，應會豁達的想：「其實也沒什麼大不了的。」同時，進一步思考因應對策，以免自己又忍不住抓狂。

人從心態開始老化

就某種層面而言，對什麼事都興致缺缺、提不起勁才是老化的首要原因。因此，與朋友約會或一同逛街，讓人心情愉悅、情緒高漲；或盡量與年輕朋友往來，感受他們對事事充滿好奇的模樣，自己也會變得生氣蓬勃，這才是很好的預防老化的對策。

有些人會想：「我身邊又沒有年輕人。」其實，自己的小孩、孫子，甚至成為年輕偶像、歌手或運動選手的粉絲，也可成為自己的「動力」。

如同第二章提到，悸動有助於分泌血管回春物質（一氧化氮）。所以我建議，大家從生活中，尋找令人躍躍欲試的刺激。

以上就是血管回春術的二十二項法則。如果能理解各個法則的目的，練習起來會更具功效。各位不妨找出自己感興趣的法則，並立刻嘗試。

期盼大家能每天享受練習的樂趣，同時持續執行下去。

國家圖書館出版品預行編目（CIP）資料

血管回春術，年輕20歲：你最該在乎的是血管年齡，而非實際年齡，日本名醫不刻意運動的血管鍛鍊祕訣。／池谷敏郎著；黃雅慧譯 . -- 初版 . -- 臺北市：大是文化有限公司, 2024.10
192面；14.8×21公分 .--（EASY；128）
譯自：最速で内臓脂肪を落とし、血管年齢が20歳若返る生き方
ISBN 978-626-7539-09-5（平裝）

1. CST：健康法

411.1 113010938

EASY 128

血管回春術，年輕 20 歲

你最該在乎的是血管年齡，而非實際年齡，日本名醫不刻意運動的血管鍛鍊祕訣。

作　　者／池谷敏郎
譯　　者／黃雅慧
責任編輯／陳竑悳
校對編輯／黃凱琪
副總編輯／顏惠君
總 編 輯／吳依瑋
發 行 人／徐仲秋
會計部｜主辦會計／許鳳雪、助理／李秀娟
版權部｜經理／郝麗珍、主任／劉宗德
行銷業務部｜業務經理／留婉茹、行銷企劃／黃于晴、專員／馬絮盈
助理／連玉、林祐豐
行銷、業務與網路書店總監／林裕安
總 經 理／陳絜吾

出 版 者／大是文化有限公司
臺北市 100 衡陽路 7 號 8 樓
編輯部電話：（02）23757911
購書相關資訊請洽：（02）23757911 分機 122
24 小時讀者服務傳真：（02）23756999
讀者服務 E-mail：dscsms28@gmail.com
郵政劃撥帳號：19983366　戶名：大是文化有限公司

法律顧問／永然聯合法律事務所
香港發行／豐達出版發行有限公司
Rich Publishing & Distribution Ltd
香港柴灣永泰道 70 號柴灣工業城第 2 期 1805 室
Unit 1805, Ph.2, Chai Wan Ind City, 70 Wing Tai Rd, Chai Wan, Hong Kong
Tel：21726513　Fax：21724355
E-mail：cary@subseasy.com.hk

封面設計／林雯瑛　內頁排版／邱介惠　印刷／緯峰印刷股份有限公司
出版日期／2024年10月初版
定　　價／新臺幣 390 元
I S B N／978-626-7539-09-5
電子書 ISBN／9786267539040（PDF）
9786267539057（EPUB）